CHUCHOTE-MOI TON BONHEUR !

AF121777

COLLIDOR MARIE - CECILE

CHUCHOTE-MOI TON BONHEUR !

La joie de vivre

Le Code de la propriété intellectuelle interdit les copies ou reproductions destinées à une utilisation collective. Toute représentation ou reproduction intégrale ou partielle faite par quelque procédé que ce soit, sans le consentement de l'auteur ou de ses ayants cause, est illicite et constitue une contrefaçon sanctionnée par les articles L.335-2 et suivants du Code de la propriété intellectuelle.

© 2008 Marie-Cécile Collidor
Edition : Books on Demand, 12/14 rond-point des Champs Elysées, 75 008 Paris
Impression : Books on Demand, Allemagne
ISBN : 978-2-8106-0761-7
Dépôt légal : janvier 2009

A Léo, qui croit en moi toujours et encore.
A Emilien, qui m'a aidée à traverser le miroir.
A Nicole, Hélène et Jean-Pierre, pour leur accompagnement,
au-delà des frontières de ma vie.

PLUS RIEN NI PERSONNE NE M'ARRETE PARCE QUE :

JE SUIS !

BONHEUR

Bonheur, Energie, Force, Divinité, appelle ça comme tu veux. !
Mais c'est un état profond D'ETRE HEUREUX !
La présence vitale d'une joie exubérante, une joie de vivre qui rejaillit de tout l'être.
As-tu déjà ressenti cela ?
As-tu déjà ressenti cet état d'épanouissement, fait en même temps de calme, de rire contenu, d'impatience à mordre la vie et, en même temps, d'apaisement, de plénitude, de confiance ?
Lis-moi, je te montrerai le chemin.
Puisse cette lecture te donner l'envie d'être BIEN, l'envie d'ETRE !
Je te livre ces quelques astuces clés pour ouvrir une dizaine de tes portes intérieures.

Nous avons tous en nous le bonheur !

1. CONFIE-TOI !

J'ai plongé dans les eaux noires et troubles de la relation humaine.
Longtemps, j'ai nagé, en apnée et en aveugle, à contre-courant et à la dérive.
Au bord de l'asphyxie, j'ai repris pied une nuit, sur des coraux aiguisés et tranchants.
Au fond d'un océan gluant et visqueux, j'ai repris mon souffle au bord d'une grotte.
Ma grotte sous-marine était tapissée de cristaux de lumière qui captaient des faisceaux scintillants et les renvoyaient à l'infini.
Des taches de lumière dansaient et tintaient en écho prolongé, autour de moi.
Contre les parois de ma grotte, se profilaient des ombres floues qui se multipliaient dans des miroirs à l'infini.
Chacune des ombres se retournait et me dévoilait son visage.
Tantôt triste, tantôt rêveur, souvent inquiet, quelquefois en larmes, rarement en éclats de rire, chaque visage me reflétait sur la surface d'un miroir.
Mon visage m'apparaissait à chaque fois, et disparaissait plus loin en laissant la place à mes autres visages.
Mes ombres-entités se croisaient, se mêlaient, s'imbriquaient dans un ballet flottant.
Leurs pensées comme des filaments argentés, éclosaient, se baladaient et interagissaient dans mon cerveau, en une communication incessante.
Chaque ombre me murmurait des paroles de bienvenue.
Chaque ombre me contait ma vie.
Leurs mots me dénommaient les facettes de mes peurs et de mes craintes.
Leurs paroles me révélaient mes talents et mes qualités.
Ce groupe d'ombres étranges, si familières, me connaissait mieux que moi-même.

Leur regard plein d'amour, plein de compassion me fit naître à moi.
Ils se réunirent soudain et, se précipitant ensemble, ils pénétrèrent en moi par le canal de mon cœur.
Une douce chaleur m'enveloppa et, en lâchant prise, une envie irrépressible me poussa à me confier.
Au sortir de mon rêve, la réalité m'apparut : la quête permanente des humains vers le bonheur.

Tous, nous recherchons le bonheur. Nous pouvons l'imaginer comme le sentiment d'être libre, comme un état d'euphorie, de joie, de plaisir et de plénitude parfaite.
C'est le vent de liberté qui s'engouffre en nous, en débarquant sur le quai d'une île au bout du monde.
Libérés de tout, immobiles, nous respirons l'air du large et nous laissons l'atmosphère de cette île inconnue nous pénétrer et nous ravir.
Nous l'acceptons, heureux de découvrir ce coin de terre, paradisiaque, si loin de notre quotidien et pourtant si accessible !
D'un seul coup, nous sommes envahis, d'une foule de sensations visuelles, auditives, olfactives. Une marée d'impressions et de ressentis nous traverse et nous balaie comme le vent.
Un état de vacances qui se manifeste par une légèreté vestimentaire et mentale, une insouciance confiante.
Des vacances, lors d'un merveilleux voyage où tout serait organisé pour notre confort.
Là, nous profiterions aussi, d'une totale liberté de mouvement dans un pays sécurisé.
Convoiterions-nous quelque chose, que notre désir serait tout de suite réalisé ! Souhaiterions-nous un peu d'aventure, de mouvement, de suspens, aussitôt, sans danger, notre vie connaîtrait une excitation suffisante pour chasser un éventuel ennui !
En fait, cet état paradisiaque reste un rêve. Dans notre vie de tous les jours, nous avons plutôt l'impression d'être dans une frêle

embarcation secouée par le roulis des vagues incessantes : stress et lutte, combat et survie, doute et vérité, souffrance et douleur, pluie et beau temps, blanc et noir, riche et pauvre.

Nous bougeons sans cesse et nous trottons de plus en plus après une aumône, un toit pour la nuit, un refuge ou après un travail, l'amour, la richesse, la renommée, le pouvoir, le matériel.

Nos efforts pour obtenir le minimum vital paraissent un combat de force que nous livrons contre la société, et aussi contre nous-même.

Pendant le temps que nous manquons de tout cela, nous sommes malheureux, insatisfaits, aigris.

Quand nous obtenons la réalisation de nos désirs, en profitons-nous vraiment ?

Nous avons alors peur qu'un autre humain ne nous enlève tout notre bien !

Et nos trésors récupérés au prix de tant de stress, de nuits sans sommeil, de maladies, de trahisons, laissent en nous un goût d'insatisfaction.

Nous en voulons alors au monde entier.

Et nous manifestons ensemble contre les impôts, les politiques, le pouvoir d'achat, la société, les embouteillages, la pollution, le temps, nos rhumatismes, les gens.

Que d'ennemis à combattre !

Et si nous arrêtions d'accuser les autres ?

Si nous cessions de les rendre responsables de nos malheurs ?

Ils se débattent eux aussi à la recherche de leur propre bonheur.

Acceptons de nous poser les vraies questions !

« Qu'est-ce qui est en mon pouvoir, pour changer ma vie ?

Qu'est-ce que je détiens comme ressources pour modifier mon quotidien ?

Qu'est-ce qui me rend si grincheux ?

Mon malaise provient-il des gens et des expériences de la vie ?

Ou bien, ce sont mon regard, ma façon de voir les choses qui conditionnent tout ? »

Le moindre évènement se répercute sur notre mental. Notre réaction fuse et notre jugement, tel un miroir grossissant, déforme souvent l'intention de l'autre.

En prenant conscience que nous ne pouvons changer que nous, ce premier pas nous dirige vers la route qui mène au bonheur.

Cette route, nous chercherons à la tracer à grand renfort de techniques d'épanouissement personnel, dans des sectes pleines de sagesse et d'amour.

Avec plus ou moins d'impatience et d'assiduité, nous serons tentés d'essayer toutes sortes de méthodes, pourvu qu'elles nous promettent la fin de nos angoisses, de nos peurs.

Nous attendrons d'elles, l'atteinte du Nirvana, du bonheur suprême, de la réconciliation avec nous-même, de la béatitude.

De méditation en souffle maîtrisé, de postures yogiques en jeûnes prolongés, d'initiation en retraite, nous allons alors d'une recette à l'autre pour acquérir la sagesse, à condition que très vite nous ressentions un résultat, une illumination.

Pourtant, pour chacun d'entre nous, il existe un chemin de réalisation.

Un seul chemin qui nous mène à nous-même.

Le seul sentier à trouver, qui réside depuis notre naissance, dans notre être et qui n'attend que nous.

Pour trouver ce chemin, nous devons aller à notre rencontre et nous apprivoiser comme un animal sauvage. Nous devons cultiver la confiance en nous-même. Cette confiance se révèlera dans notre attention envers nous, dans notre dialogue intérieur, dans notre conversation intime.

En décidant de nous taire, en laissant le silence nous envahir, nous entendons en nous une petite voix, un murmure qui nous chuchote notre être !

Notre corps nous lance toujours des signaux, pour nous faire prendre conscience de notre être intérieur. Notre corps nous explique nos ressentis, nos préférences, nos désirs, par des pincements, des douleurs, des maladies ou par des états de bien-être physique.

En étant attentifs, nous devinons par des sensations fugitives, qu'une maladie approche, qu'une expérience nous grandit ou nous diminue, qu'un autre être humain est un ami ou un ennemi !

Ce sont des sensations diffuses car pressés, anxieux, nous les ignorons.

Nous oublions de communiquer avec le premier être humain que nous devrions connaître, c'est-à-dire nous-même !

Nous ignorons comment nous adresser à nous-même la parole !

Nous sommes méfiants !

Nous dissimulons nos qualités, elles nous intimident.

Nous étalons à nos propres yeux, nos défauts, nos délits, nos péchés, ils nous rassurent car l'Homme est, semble-t-il, un misérable être de chair !

Nous sommes pourtant rarement à l'aise dans ce corps de chair car il ne nous semble jamais assez parfait. Trop gros, trop maigre, trop grand, trop petit.

Nous sommes souvent insatisfaits de notre corps physique. Afin de nous éviter le moindre effort, nous l'offrons alors à la technique moderne pour l'améliorer grâce à l'utilisation de sciences diverses.

Nous confions notre propre personne aux autres, à des inconnus pour que, eux puissent le guérir !

Nous refusons de nous investir en nous-même, par manque de confiance.

Nous nous pensons incapables de nous prendre en charge et de nous comprendre.

Pourtant, nous pouvons tout changer, nous-même. Nous pouvons nous réconcilier avec nous-même et trouver au fond de nous, l'être parfait que nous sommes.

A petit pas, rapprochons-nous de notre être intérieur.

Soulevons le voile qui trouble notre vision et en douceur, murmurons-nous des paroles de bienvenue.

A pas de loup, approchons-nous de ce merveilleux ami fidèle, qui est nous-même, et avec confiance acceptons sa présence, comme une lumière dans la nuit, tout au bout d'un tunnel.

ASTUCE CLEF N°1 : CHOISIS-TOI COMME AMI !

Un ami est quelqu'un d'une forte valeur affective. Souvent, il partage les mêmes goûts que nous. On peut l'avoir connu dans le travail ou lors d'une activité sociale ou même sur internet.
Avant de le rencontrer, nous l'imaginons selon nos propres critères et, souvent, il nous ressemble ou ressemble à ce que nous voudrions être.

Pour cette découverte de toi-même, te choisir comme ami est l'idéal pour les confidences :
- La réticence vis-à-vis de l'inconnu est bannie.
- Ta confiance en toi apprendra à devenir totale.
- Ton ami est muet et prêt à tout entendre, tout comprendre, à n'importe quelle heure du jour ou de la nuit, parce qu'il sait.
- Tu apprends à te connaître en douceur, par toi-même.

Choisis donc ton ami : un journal intime, un blog, l'enregistrement de ta voix.

Selon ton choix, tu fais des confidences écrites ou orales. L'important ici se situe dans l'acte de faire sortir hors de toi tes vécus qui s'accumulent dans ta vie.

Ces confidences sont ainsi faites par toi, pour toi et à toi-même. Considère-toi comme le meilleur ami que tu n'aies jamais eu. Tu viens de le rencontrer au détour d'une rue et le flash de l'amitié s'est allumé pour vous deux.
Dans cette amitié naissante, il t'a dévoilé sa vie, son passé, ses secrets les plus intimes. Tu as partagé ses peines, essuyé ses larmes, ri de bon cœur à ses aventures, tu es sûr de sa sincérité et de sa présence.

Pour lui prouver ton amitié, te voici prêt à faire de même. Sur les pages d'un cahier, sur un écran d'ordinateur ou sur une cassette d'enregistrement, tu peux te confier en toute intimité.

Te confier te permet de t'apprendre. Tu reconnais alors tes sentiments et tes ressentis face à tes expériences. Avec le recul, tu observes tes réactions et tu vois ta force et ta faiblesse.

En te disant ainsi, tu fais l'action de faire ressortir du plus profond de toi-même ce qui représente ce trésor de toi. Tout ce qui fait que tu es toi !
Sans rougir, sans honte, accepte de faire le constat de toutes tes facettes. Grâce à tes erreurs, grâce à tes essais, grâce à tes fautes, grâce à tes succès, tu t'accomplis chaque jour un peu plus et tu te rapproches de ton être pur et parfait.
Ce qui, pour toi, est erreur, n'est qu'une voie vers la sagesse.
Tes fautes, tes égarements, tes crimes, tes délires, tes démences sont des routes qui t'incitent à prendre conscience qu'il te faut trouver un chemin d'harmonie pour vivre en paix avec toi-même.
Apprécie tes expériences maintenant d'un regard neutre, sans jugement, sans critique. Juste pour les éloigner de toi.
Confie-toi et, comme si tu écoutais un étranger que tu vois pour la première fois en sachant que tu ne le reverras plus jamais, accepte de t'entendre sans procès, sans condamnation.
Ressens ton cœur palpiter en toi et laisse-toi gagner par une petite vague de tendresse pour ce corps qui t'abrite de son mieux depuis ta naissance.

La crainte que tu ressens s'évanouit peu à peu et se remplace par l'acceptation de toi.
L'inconnu – toi – qui se présente devant ton regard est impatient que tu le reconnaisses.
Refoule ta haine pour lui, si tu ne l'as jamais accepté. Il ne faisait qu'obéir à tes désirs.

Refoule ton impatience devant ses yeux un peu moqueurs te reprochant ta lenteur à le comprendre.

Refoule tes peurs devant sa grandeur, c'est de toi-même qu'il s'agit.

Si tu décides de baisser les armes et d'oublier toute idée de combat, tu obtiendras son amour.

Si tu choisis d'utiliser la douceur pour l'aborder, il te chérira au centuple.

Si tu prends la ferme résolution que, désormais, rien ne sera plus comme avant, mais que ta seule priorité sera lui, il s'embellira jour après jour.

Garde ces résolutions et cache-les au fond de toi en rappel perpétuel d'un nouveau fonctionnement.

Détends-toi, arrête cet état de qui-vive permanent qui, loin de te protéger, t'affaiblit et amoindrit ton droit au bonheur.

Acceptes-tu maintenant de t'arrêter, de t'immobiliser un instant ?

Le temps de t'écrire, le temps de te dire, le temps de te parler.

Souhaites-tu enfin te laisser le temps de te découvrir et de te retrouver, toi ?

Toi qui te maintiens en vie, toi qui chaque seconde remplis tes poumons d'air.

Toi qui acceptes de te suivre jusqu'aux limites de tes forces.

Toi qui t'accompagnes dans tes expériences, et qui te fais grandir à chaque instant de ta vie.

Toi qui, après chacune de tes batailles, te guéris et t'insuffles un nouvel espoir de vie.

Rejoins-toi maintenant dans ton espace que tu vas créer pour ton dialogue intérieur.

Que chacun de tes rendez-vous avec toi, soit une priorité !

Que chacune de tes rencontres avec toi, soit un instant précieux !

Découvre-toi alors dans ton intime de toi !

Donne à cet instant un caractère saint et solennel, et rebâtis ton temple sacré avec les matériaux de ton bonheur !

Tapis-toi dans ta cachette secrète et panse toutes tes blessures !
C'est du creux de toi que partiront tes chemins de réalisation !

2. RECENTRE-TOI !

Il se réveille dans la nuit, au milieu de rien !
Qui est-il ?
Un petit point.
Un petit point dans l'obscurité.
Juste un petit point de lumière.
Un petit point de lumière qui cabriole en haut, en bas, à droite, à gauche.
Un petit point palpitant comme un cœur dans un grand silence.
Un petit point scintillant qui envoie ses rayons de lumière d'or dans l'infini.
Particule vivante semblable à un atome primaire, sa surface se nimbe d'un éclat d'un blanc doré, chaud, profond.
Au cœur de cet atome se met à briller un noyau.
Des vibrations s'en échappent et l'onde sonore « OM », avec l'intensité d'une bombe atomique, résonne dans la nuit sans écho.
L'énergie des vibrations déclenche sa conscience.
Par un ricochet, il se retrouve face à face avec lui-même.
L'observateur se découvre.
Une pensée jaillit dans son être : « Je suis ! »
Il laisse alors éclater sa joie en une cascade de rires.
Le désir de la vie monte en lui et il ressent alors un souffle puissant l'envahir et l'habiter comme une marée infinie.
Le désir de la vue s'empare de lui, ses yeux se forment alors et son regard perçoit le Tout.
Le désir d'entendre se fait pressant, ses oreilles se déploient et captent soudain le murmure de l'univers, le chant de l'harmonie, de la vie.
Chaque désir se réalise sur ses ordres. Chef d'orchestre parfait, il a conscience de son pouvoir.
Il crée des symphonies, il invente des décors.
Sur la partition du temps, il compose le bruissement du vent dans

les arbres, le chant de la pluie, la mélodie de la mer, le rythme de la nature, le concert des oiseaux.
Ici et là, il incruste des lacs profonds, des cascades bouillonnantes, des montagnes verdoyantes aux sommets enneigés, des océans grouillant de vie, des îles tropicales.
Arbres et bosquets se dressent à ses ordres.
Fleurs et fruits s'offrent à ses désirs.
L'Homme Créateur est né.
Sa décision finale est de parcourir l'univers mais il veut d'abord expérimenter une vie sur terre.
Le petit point se dépose alors tout au fond d'un corps humain et, lové au creux de cette enveloppe charnelle, il s'endort dans cette cachette précieuse.

ASTUCE CLEF N°2 : TA CACHETTE A CONFIDENCES.

Trouve la cachette la plus propice pour abriter ton amitié : ta chambre, le fond de ton jardin, un banc public, un lieu de culte (église ou autre), etc. Utilise à chaque fois le même lieu, porte le même vêtement si tu le peux, cela te conditionnera à la confidence.
Dès que le décor est mis, laisse-toi aller en te racontant.
Ton nouvel ami reçoit tes confidences, avec une disponibilité attentive et pleine de compassion. Il personnalise l'indulgence et le pardon, l'amour de toi. Captivé par tes récits, il se tait et t'encourage par sa présence. Il t'accepte sans jugement. Il comprend tout, accepte tout.
Commence par révéler tes tous premiers souvenirs d'enfance. Remonte depuis ta naissance ! Ce que tu en sais, ce que les autres t'ont raconté, les impressions les plus floues qui te restent (une image, une musique, une couleur, une ambiance, un ressenti.). Tu n'aimes peut-être pas ton passé, mais le bonheur se construit sur du positif.
Alors, c'est maintenant qu'il te faut regarder ton passé, le digérer, pour vivre pleinement le présent.
Décris, donc, tes parents à ton ami. Si le cœur t'en dit, nomme-les.
Décris leur visage, leur voix, leur regard, leur parfum, leur attitude, leur comportement avec toi.
Donne à ton ami tes opinions sur tes parents, ce que tu as reçu d'eux, ce que tu n'as pas reçu et que tu attends encore.
Tes parents ont établi une relation avec toi, en fonction de leurs connaissances, de leurs réflexions. Leurs agissements venaient certainement d'une cause positive : réussir ton éducation.
Si tes émotions ressenties restent lourdes et troublantes, difficiles à supporter au quotidien, n'hésite pas à te rapprocher d'un professionnel. Il t'aidera à gérer tes émotions. Demander de l'aide n'est pas un signe de faiblesse, mais c'est la preuve de ta volonté de changement, de ton désir d'avancer et de grandir.

Ta volonté de renouer ou de dénouer le lien avec tes parents devient une priorité pour te retrouver.

**L'attitude de tes parents ne dépend pas de toi.
Tu ne peux pas changer tes parents, mais ton regard sur ton passé dépend entièrement de toi.**

Pense un peu ! Et si ton vécu (par la présence et l'éducation de tes parents ou par l'absence de tes parents) te servait à chercher ce que tu dois apprendre dans la vie ?
Pose-toi toutes les questions qui te viennent à la tête :
« Comment étaient (ou sont encore) mon père, ma mère ?
Doux, calmes, exigeants, autoritaires, absents, inconnus, silencieux, toujours agités et affairés, pris par leur boulot, passionnés, malades, soumis, passifs, effacés, plaintifs, bohèmes, préoccupés par uniquement l'argent et le matériel, riches et confiants, pauvres et amers, pauvres mais joyeux, critiqueurs, heureux et positifs, etc. »

En les observant, pose-toi les questions suivantes :

- Que m'ont-ils apporté ?
- Et moi, je suis comment dans ma vie, avec mes enfants, mes relations ?
- Je choisis, moi, de faire comment ?
- Quel type d'éducation je veux donner à mes enfants ?
- Quelle image mes enfants ont-ils de moi ?
- Quelle relation je veux établir avec les autres ?
- Et qu'est ce que cela changera pour moi, dans ma vie, dans mon être ?
- En quoi serais-je mieux ?
- Comment dois-je faire alors, pour vivre ma relation avec mes parents ?
- Je continue à les critiquer sans oser leur dire ?

• Je casse toute relation, après leur avoir dit franchement tout ce que j'ai sur le cœur ?
• Je choisis de m'aimer moi, comme j'aurais voulu qu'ils m'aiment ?

Le changement du passé ne dépend pas de toi, mais tes choix dans le présent dépendent de toi !

Nos relations avec nos parents restent souvent des plaies non guéries. Nous grandissons avec ces frustrations et nous renvoyons dans nos rapports avec les autres, nos émotions plus ou moins diffuses.

Ces relations maladives, que nous traînons longtemps, nous confortent dans une situation de victime.

L'autre est responsable de mon malheur.

Quand nous luttons contre nos parents, contre notre conjoint ou nos collègues, notre malaise provient du fait que leur comportement ne calque pas avec ce que nous aurions souhaité dans la relation. Pour nous éviter trop de souffrance, nous nous retranchons dans : « j'ai raison, il a tort » et nous attendons que l'autre change pour qu'il nous comble de bonheur.

Nous pourrons difficilement changer l'autre qui, lui aussi, cherche son propre bonheur.

Notre paix intérieure, correspondant à nos critères personnels, ne peut s'installer en nous que grâce à notre changement.

Examinons donc nos parents avec un regard neutre, de non-jugement.

Une relation non guérie se traduit par un attachement très long qui ne cesse qu'avec le pardon.

Tout acte, que nous qualifions d'impardonnable, provenant de nos parents, reste un cordon ombilical non coupé, qui entretient une relation douloureuse à laquelle nous nous accrochons !

Nous ruminons cet acte qui nous relie à eux et qui nous permet de prolonger notre situation de victime.

Cette situation de victime dont nous nous plaignons, nous réconforte car nous la connaissons depuis l'enfance, elle nous rassure et nous évite de nous remettre en question, de partir vers l'inconnu.

Nous nous acceptons victime, donc impossible de fournir l'effort d'apprendre le pardon.

Notre jugement de l'acte impardonnable dirigé contre nous, conditionne notre démarche intérieure.

La prise de conscience permet de se questionner : l'acte est-il impardonnable ou est-ce une expérience vécue par mes parents pour leur permettre de faire quelques pas vers leur sagesse, vers leur accomplissement, vers leur maturité ?

De ma réponse dépendra mon regard, mon pardon, ma relation avec l'autre, ma relation avec moi-même.

3. RECONNAIS-TOI !

Ton bonheur ne tient qu'à un souffle !
Ton souffle de vie !
Ta respiration t'apporte, par ton souffle, l'énergie qui se trouve dans tout l'univers et qui te remplit chaque seconde.
Cultive ton souffle !
Accompagne ta respiration de ta conscience et inonde-toi de l'énergie cosmique.
Pendant un instant, mets ta présence dans ta respiration.
Ecoute-la.
Ferme les yeux et entends ton souffle qui t'habite à chaque inspiration.
Ne force pas ta respiration, simplement écoute-la.
Tu te remplis d'air et tu te vides de cet air, régulièrement.
Ressens la fraîcheur de l'air qui pénètre par tes narines, qui descend dans tes bronches et emplit tes poumons.
Ressens cet air plus chaud, qui ressort par tes narines et qui te vide.
Dès que tu prends conscience de ta respiration, tu éprouves une sensation de calme qui t'apaise.
Maintenant, laisse tomber les épaules et, le dos droit, allongé ou assis, inspire une bonne quantité d'air et gonfle en même temps le ventre.
Garde l'air en toi quelques secondes, puis rejette l'air par tes narines.
Inspire et expire de cette façon, le temps que tu veux, sans précipitation, sans forcer.
Fais-le avec douceur, avec beaucoup de tendresse pour toi.
Arrête un moment, puis recommence à ton rythme.
Tout cet air va t'oxygéner, te purifier, te débarrasser de tes contractions.
En te positionnant dans ta respiration, tu ressens obligatoirement les battements de ton cœur.

En devenant ton souffle, tu deviens ton cœur.

Installe-toi alors dans ton souffle et dans ton cœur, comme si tu n'étais plus que ton souffle, ce petit bruissement de filet d'air ; comme si tu n'étais plus que ton cœur, ce battement régulier et sourd.

Donne-toi un moment dans ta journée pour pratiquer cette respiration consciente.

Pose-toi dans ta respiration.

Fais-le aussi, plus longuement, à chaque épreuve de ta vie. Tu y trouveras un équilibre.

Lors de tes inspirations, imagine que l'air qui t'envahit est gorgé de petites étoiles scintillantes, pleines d'énergie et de paix. Laisse-les s'installer dans tout ton corps.

De même, lors de tes expirations, suppose que tu rejettes, dans un nuage gris terne, tous tes stress, tes pensées négatives, tes ennuis. Laisse ton corps se vider entièrement.

A la prochaine inspiration, remplace ce vide par tes étoiles d'énergie.

Fais cet exercice, maintenant, avant de reprendre, ton chemin initiatique vers toi-même, avec ton journal intime, ton blog, ton enregistrement.

Positionne tes pensées sur ton enfance ou sur ton conflit et respire.

Expire tout ce dont tu ne veux pas et, à l'inspiration, remplis-toi de particules scintillantes et vibrantes d'amour pour toi.

Place cet amour dans ton cœur et accepte d'écrire ce que tu ressens.

ASTUCE CLEF N°3 : ECRIS-TOI UNE LETTRE !

Ecris à toi-même un courrier.
Dans ce courrier, écris-toi LA LETTRE que tu aurais souhaitée recevoir de tes parents, de ton conjoint, de ton enfant ou de la personne avec laquelle tu as un conflit.
Mets-y ton cœur, tes souhaits pour tes nouvelles relations avec eux, tes mots doux, l'amour que tu aimerais recevoir d'eux.
Poste-toi cette lettre. Sois attentif à tes réactions quand tu recevras ton courrier et surtout quand tu te liras.
Ce courrier te permet de te révéler à toi-même tes souffrances et aussi tes attentes. Des émotions te submergeront à la lecture de ton courrier. Tiens-en compte et laisse-les remonter à ta surface pour te libérer de ce flot négatif.
Analyse tes émotions, sans hargne, sans haine, inonde-les d'une vague d'amour.
Imagine la situation impardonnable que tu as, peut-être, vécu avec tes parents, avec les autres et, mentalement, agis sur ces images.
Représente, derrière tes yeux clos, la scène impardonnable qui te hante et agis sur cette scène, en la diminuant ou la teintant du gris de l'usure.
Donne-lui la taille d'un négatif de photo. Déforme le son des voix, change les acteurs en clowns, ajoute des feux d'artifice, le bruit de la fanfare pour couvrir les voix.
En pensée, place ton expérience sur une carte postale, déchire cette carte postale et brûle chaque morceau.
Imagine que tu places ton expérience dans une boite et lance-la, alors, en pensée, au milieu de l'océan.
Agis sur ce bout de ta mémoire autant que tu veux pour démystifier tes vécus.
Tu remplaces alors ta situation de martyr, en situation de vainqueur.
Peu à peu, ton esprit se vide des caricatures, des agissements des autres pour se remplir de tes propres images.

Mets dans ta tête, des images de toi que tu aimes. Des images où tu t'es senti fort, positif, heureux, libre, créatif. La plus petite image suffit : tu as été félicité pour un coloriage à trois ans. Tu as récupéré un chaton égaré et tu l'as nourri. Tu as souri à un enfant et il t'a répondu. Tu as dis bonjour à une vieille dame et elle t'a remercié. Tu t'es senti apprécié. Tu avais une importance pour quelqu'un. Tu as été regardé.

Analyse les sentiments que tu as éprouvés à ces moments où tu t'es senti estimé. Retrouve cette sensation de bien-être, de fierté qui te soutenait. Quand tu es bien dans ta peau, quand tu t'aimes toi-même, tu te places dans cette sensation d'estime de toi qui te valorise.

Choisis donc les images que tu aimes de toi et colle dessus, comme fond sonore, une musique qui te plaît.

Chaque fois que tu doutes, repasse ta musique et retrouve tes images !

Installe une bonne complicité entre toi et tes images, danse avec ta musique-image, chante à tue-tête.

Décris ces images de toi dans ton cahier, dans ton blog, puis poursuis tes confidences avec ton ami et parle-lui, maintenant, de tes frères et sœurs.

• Tu en avais combien ? Enfant unique ou de famille nombreuse, aîné ou quelle position dans la fratrie ?
• Quels étaient (ou sont) tes rapports avec tes frères et sœurs ? Si vous êtes frères et sœurs, c'est que vous avez quelque chose à vous apprendre mutuellement !
• Quels étaient leur caractère et leurs activités préférées ?
• En quoi leur vie peut t'aider à comprendre la tienne ?
• Aimerais-tu faire comme eux ou au contraire faire autrement ?
• Comment te voient-ils, eux ?
• Quelle idée ont-ils de toi ?
• Qu'aimerais-tu améliorer dans tes relations avec eux ?
• En quoi cela améliorera ton quotidien ?

- Qu'est-ce que cela t'apportera ?

Tire maintenant tes propres conclusions !

Ensuite, reviens avec ton ami à ton adolescence ! Et raconte-lui tes premiers émois, tes révoltes, tes chagrins, tes enthousiasmes, les difficultés que tu ressentais alors !

Tu ne peux plus changer le passé, mais tu peux changer ton regard sur ton passé et décider de ton présent !

Qu'as-tu appris pendant ton adolescence ?

Que gardes-tu de tes relations avec les autres, tes amis, tes professeurs, de tes héros préférés, de tes films, chansons et hobbies préférés ?

En quoi cela t'a-t-il aidé et que pourrais-tu conserver pour améliorer ton quotidien ?

Que recherches-tu ?

Ce que tu désires le plus, c'est l'amour.

Dans tes expériences d'amour, face à l'autre (tes parents, tes frères et sœurs) qui ne t'aimait pas comme tu voulais, tu t'es senti blessé, rejeté, négligé, mal aimé.

Tu te crées alors, au fil des jours, une image personnelle qui te montre un être indigne d'amour, laid, nul.

Tu y crois si fort que tu fais fuir le reste du monde.

Tu es convaincu que tu es moins que rien, que tes parents ne t'ont pas accepté, que tu n'as pas répondu à leurs attentes. Tu crois qu'ils ne t'aiment pas.

Ton regard sur toi reste lourd de jugements et de reproches. Tu as si peu confiance en toi que tu évites soigneusement toute intimité avec toi-même.

Les réprimandes reçues pendant ton enfance sont emmagasinées dans ta mémoire et te répètent que tu as échoué à te faire aimer.

Tes parents, les autres t'aiment à leur façon, c'est ton propre jugement qui t'empêche de t'aimer et de t'apercevoir que tu es aimé.

Alors, tire des leçons de ton passé et, sans te juger, garde de ce passé uniquement ce qui t'aidera à porter un nouveau regard sur toi ! PASSE sur tout le reste ! Toutes les expériences, les erreurs, les atrocités que tu as pu commettre, tu les as faites pour acquérir la sagesse d'être, ici, présent, maintenant que tu lis.

Ne rougis pas de tes erreurs, ne te juge pas, car tous tes actes passés donnent le résultat de l'être que tu es et qui a progressé dans sa vie, et ça, c'est positif.

Reprends confiance en toi en basant cette confiance non pas sur ce que tu crois que les autres pensent de toi, mais sur ton opinion à toi.

Quand les événements du passé reviennent à ton esprit, dis simplement : « **C'est le passé, je me pardonne, je suis aujourd'hui, ici et maintenant !** » et concentre-toi sur l'activité que tu es en train de faire. Exemple : « **Je suis en train de manger, je tiens ma fourchette, j'ai la sensation de la chaleur du repas, de son goût, je mastique lentement**, etc. »

Tu peux aussi t'offrir une pause relaxation.

Respire profondément, puis centre ton attention sur ton corps. Commence par te positionner dans tes pieds. Ressens-les, ressens la vie qui circule dans tes orteils, ta voûte plantaire, tes talons. Laisse cette énergie remonter à tes jambes, puis à tes cuisses.

Tu sens, n'est-ce-pas, une envie soudaine de relâcher tes muscles ?

Centre maintenant ta conscience dans ton dos et laisse remonter tout le long de ta colonne vertébrale une sensation de souplesse, de relâchement.

Tes épaules, d'elles-mêmes, s'abaissent, tes bras, tes mains éliminent toute résistance.

Tu souhaites maintenant que ton cou se détende et tu diriges une vague d'apaisement vers ton cerveau. Te voilà complètement détendu et calme.

Tu prends conscience de ta respiration et des battements de ton cœur.

Chaque respiration t'apaise un peu plus, chaque battement de ton cœur te pacifie.

Tu es ici et maintenant, dans ta peau qui s'assouplit pour te faire de la place.

Mets-toi à l'aise dans ton corps.

Utilise tout ton espace corporel.

Accepte-toi, en silence, sans bavardage, sans commentaire, sans geste, sans bruit.

Rajoute ensuite ta musique-image positive de toi et apprécie-toi !

Dorénavant, ta musique-image s'accompagnera toujours d'une détente agréable.

4. ACCEPTE-TOI !

Le regard que tu poses sur toi, au fil des jours, se déforme par la qualité des relations entretenues avec les autres.
Les relations humaines, loin d'être une méthode d'entraide et de mutuelle revalorisation, apparaissent chez nous, les humains, comme une technique d'apprentissage et de maintien de l'image péjorative de soi.
En effet, nous voulons aider l'autre à évoluer en faisant ressortir en lui tout ce qui négatif, tout ce qu'il a, selon nous, raté.
Nous semblons nous délecter à trouver la faiblesse de l'autre pour la faire ressortir et pour, bizarrement, l'aider à s'améliorer.
Notre système d'éducation insiste lourdement sur les défauts et difficultés des enfants.
Un enfant se construit avec l'amour de ses parents et de ses éducateurs. Il reste continuellement à la recherche de leurs compliments, de leur approbation, de leurs félicitations.
En recevant, par contre, critiques et blâmes, nous mettons dans notre cerveau des images négatives de nous.
L'enfant qui est en nous pense alors qu'il est laid, fainéant, sale, super actif ou hyper lent, bête, stupide.
Demain, nous voilà en adulte, peureux, timide, complexé, avec une piètre opinion de nous-même.
Nous nous refusons notre amour, parce que les autres n'ont pas montré qu'ils ont trouvé en nous des qualités.

Pourtant, nous reproduisons le même schéma relationnel, nous l'avons accepté comme bon et nous le reportons sur nos enfants, notre conjoint, nos collègues.
Dans un couple, les conjoints, leur cerveau plein des relations passées avec leurs proches, se jugent mutuellement et entretiennent leur peur d'être abandonnés, d'être non aimés, dans un monde où seuls semblent perdurer trahison, séparation et divorce.
Le foyer oublie alors de se positionner comme le lieu de

l'épanouissement de chacun, l'espace d'amour inconditionnel qui ressource ses membres.

En fait, chacun de nous possède le pouvoir d'accepter ou non l'image que l'autre veut diffuser de lui et chacun possède le pouvoir de se trouver des qualités valables et fortes.

Apprends, avec beaucoup d'amour pour toi-même, à te libérer des opinions des autres en recherchant dans ta vie ta propre valeur.
Libère-toi des images des autres, de ce trouble qui assombrit ta vie et dont les autres t'ont enveloppé.
Comme pour lustrer un bijou, élimine couche après couche le négatif des autres et fais briller ton propre reflet.

ASTUCE CLEF N°4 : IL EST TEMPS DE TE FELICITER.

Trouve dans ta première tranche de vie, ce qui te semble bien, ce qui te valorise. Cherche les qualités que tu as découvertes en toi. Nomme-les et félicite-toi de ces qualités.

Prends une feuille de papier et fais deux colonnes.

Une où tu listeras tes activités en tant qu'adolescent, tes passions, tes rêves, tes exploits imaginaires, tes peurs, tes terreurs, tes plaisirs.

Une autre colonne où tu écriras en face de tes activités, les qualités qu'elles t'ont permis de développer.

Activités/goûts/répulsions	Qualités développées
La danse	Corps souple, j'aime le sport artistique et la beauté
La peur du noir	La prudence
La maladie	Le goût de l'hygiène et de la propreté

Félicite-toi, maintenant, à haute voix et par écrit.

Exemple : « Bravo, je te félicite et je t'admire, tu es prudent ! Tu es un battant, tu es souple, tu es beau, tu es tenace, tu es propre (nomme les qualités que tu t'es trouvées). »

Mets autant de qualités que tu veux, sois généreux avec toi-même.

Uniquement des qualités ! Nomme tes qualités en phrases et termes positifs.

Evite : « Bravo, tu n'es pas peureux ! » Préfère : « Bravo ! Tu es sacrément courageux ! »

Evite : « tu ne mens pas ».
Préfère : « Bravo ! Tu as le cran d'être franc ! »

Tu possèdes la liberté de choisir tes pensées.
Fais un test ! Observe tes pensées, pendant une matinée. Prends comme un recul vis-à-vis de ce que tu penses et ce que tu dis.
Prends simplement conscience du nombre de tes pensées et surtout de leur qualité.
Combien dénombres-tu de pensées positives et combien comptes-tu de pensées négatives ?
Pendant encore une matinée, volontairement, essaie d'agir sur tes pensées et rends-les positives.
Donne-toi cette petite habitude, cet entraînement pour remplir ton esprit de positif.
En faisant cet exercice régulièrement, peu à peu, tu deviendras un accro des pensées positives.
En favorisant les idées positives et fortes de toi, tu entameras doucement ton changement.

Avec patience et sans hâte, reprends-toi à chaque fois que tu as une pensée négative ou une pensée de jugement.

Pour t'aider, fais-le à toute occasion de ta journée.

Evite : « Mon boulot est chiant ! » Préfère : « les difficultés de mon travail disparaissent peu à peu et je gagne ma vie ».

Evite : « Mes gosses sont turbulents et épuisants ! » Préfère : « Mes gosses sont pleins de vie et de santé, ils expriment le bonheur », et propose-leur, un jeu de puzzle en les félicitant pour leur patience, pour leur concentration. Ils en seront tellement fiers qu'ils s'assagiront un moment et tu pourras souffler !

Amuse-toi à toujours exprimer tes pensées en positif. Accepte cela comme un jeu, un défi, une gymnastique du cerveau.

Si tu balbuties, mieux vaut en rire et recommence !

Parles-en autour de toi, propose ce jeu à tes intimes, tu verras, ça devient vite contagieux !

Quand tu y arrives, récompense-toi avec une profusion de félicitations.

Installe ainsi, petit à petit, dans ta vie, des habitudes positives.

Avant de t'endormir, lis des pensées positives, des pensées qui parlent de nature en paix, de joie, de plénitude.

Offre-toi, de temps en temps, une séance de cinéma positif, avec un film qui parle d'altruisme, d'amour universel, de douceur, des documentaires sur la beauté de la planète ! Oui, oui, ça existe encore, cherche bien et tu trouveras !

Avec l'entraînement, tu t'apercevras que toute ta vie se dirige vers le calme, le positif, l'apaisement.

Jour après jour, ton regard se fait non-jugement et se pose sur les bons côtés de la vie.

5. TOI : JOUR APRES JOUR

Pour capter le positif et le beau, à chaque instant de la journée, intensifie ton regard et respire.
Imagine que tu possèdes dans les yeux, des capteurs, des petites puces électroniques qui déclenchent des clichés sur les merveilles de ta vie.
Va plus loin dans ton rêve. Ouvre grands les yeux, un instant. Respire.
Dessine avec tes puces électroniques, autour de ton corps entier, un tube translucide et lumineux.
Ce tube est souple et laisse passer l'air. Il est ventilé à point et t'enveloppe de douceur.
Ton tube est composé de facettes de lumière. Tu t'aperçois que ces facettes t'entourent d'une barrière de protection.
Tu te mets à l'aise dans ton tube et tu laisses ses faisceaux de lumière te protéger.
Des fibres étincelantes, étanches et indestructibles s'entrecroisent à quelques centimètres de ta peau.
Tu es envahi par une sensation de confiance, d'apaisement.
Rien ne te trouble, rien ne t'atteint.
Tu es dans un bain de sérénité profonde, tu acceptes ce refuge, ce repaire, cette sécurité.
Ta lumière t'entoure, te protège et te sécurise.

Garde cette protection autour de toi. Visualise-la à tout instant et reviens à tes confidences.

Es-tu prêt pour regarder ton quotidien, avec ton ami ?

Raconte-lui tes journées, ton chômage et tes recherches d'emploi !

Raconte-lui ton travail, tes collègues, tes patrons, tes employés !

Raconte-lui tes tâches journalières, ton conjoint, tes enfants !

Raconte-lui ton célibat, tes choix, ta solitude, tes activités ou ton inactivité !

Raconte-lui tout ce qui a de l'importance à tes yeux !

Raconte-lui ce que tu ne peux partager avec personne, à cause de ta timidité, à cause de tes peurs, à cause de tes hontes !

Raconte-lui chaque moment de ton présent, chaque instant de tes jours, chaque heure de ta vie !

Partage avec cet ami, ces petits riens dont tu rougis, ces gros défauts que tu camoufles !

Partages tes moments de fierté !

Raconte-lui tes moments de joie, de passion, de rêves !

Raconte-toi !

ASTUCE CLEF N°5 : LA METHODE DES TROIS COLONNES.

Choisis des rubriques de ta vie que tu aimerais analyser : travail, couple, enfants, solitude, etc.
Fais une colonne négative de tes opinions sur ces rubriques.
Ecris les idées négatives de tes journées, de tes relations, de ton travail, de ton couple ou de ta solitude.
En face de cette colonne négative, fais une colonne positive pour les mêmes rubriques.
Fais maintenant une troisième colonne : la colonne du changement, où tu mentionnes ce qui dépend de toi pour changer la colonne négative en colonne positive.

Exemple : J'ai un poste de travail stressant (en colonne négative)
Il me permet d'avoir un salaire chaque mois (colonne positive)
Je fais un bilan de compétences pour une nouvelle orientation ou bien, je mets en place dans ma vie des anti-stress et un nouveau concept de vie (colonne du changement)

Colonne négative	Colonne positive	Colonne du changement
Poste de travail stressant	J'ai un salaire chaque mois	Je mets en place des anti-stress. Je fais un bilan de compétence. Je mets en place une nouvelle orientation professionnelle. Je choisis un nouveau concept de vie.

Et si tu utilisais cette dernière colonne du changement, comme un tremplin positif ?
L'idéal est de :
- Permettre la réalisation de la colonne du changement
- Renforcer ainsi la colonne positive
- Faire disparaître la colonne négative

Ce procédé de colonnes que tu mets en place, t'aide à relativiser tes stress, tes peurs, tes colères.
Ainsi, tu fais en sorte que ni les individus, ni les situations n'atteignent ton opinion de toi.
Tu prends aussi conscience, quelles que soient les circonstances, que tu as en toi des ressources pour t'en sortir !

Ta force est ta foi en toi !
Chacun a son sentier, chacun a en lui sa solution pour trouver son épanouissement !
Cherche encore et encore ton chemin.
Tout est en toi !
Tu possèdes tout pour réussir !

Si l'envie te prend de chercher hors de toi ton chemin, si le besoin te reprend de compter sur l'autre pour faire ton bonheur, refuse de t'éparpiller !
Recentre-toi !
Ton corps habitué à ton ancienne manière de vivre, réagit et s'affole de ton changement. La peur s'empare de toi et le doute s'installe.
Si cela t'arrive, respire à fond, détends chaque partie de ton corps pendant une ou deux minutes. Ecoute à nouveau ta musique-image, centre-toi sur ta vérité profonde. Celle que tu as choisie avec ton amour pour toi. Parce que toi seul sais ce qui est bon pour toi.
Accepte-toi, avec amour, avec douceur, avec patience.

Mets-toi du baume au cœur, grâce à un nouveau regard sur ta vie et sur toi-même.
Observe-toi sur un nouvel angle optique et découvre ton corps comme un cadeau du ciel.

6. MIROIR, MON BEAU MIROIR

Sur la scène obscure, le mime blanc s'avançait en silence.
Seule la lumière ronde et jaune du projecteur le poursuivait sans bruit.
Face à lui, le spectateur muet, retenant son souffle, ressentit une légère angoisse sourde, un malaise inexplicable.
Le mime immobilisé laissa monter la tension jusqu'à son paroxysme.
Le spectateur fasciné le fixait des yeux, sans ciller.
Le mime, alors, se déroula en mouvements saccadés.
Tout de blanc vêtu, immaculé, il semblait de marbre.
Ses gestes s'immobilisaient à intervalles réguliers.
Sa posture se figeait, expression vide et sans vie.
Chaque mouvement, mû par un ressort, se déclenchait avec une précision mécanique.
Chaque attitude s'arrêtait au bon endroit, au bon moment.
Ses mimiques transperçaient la nuit du décor par leur éclat couleur de lune.
Des lunettes noires camouflaient la moitié de son visage fardé de blanc et ses yeux absents.
Tout son maintien exprimait le guet, la suspension, l'arrêt, la capture du temps.
Pas un geste de trop, pas une pose inutile. Tout était à la bonne place.
Entre chaque déplacement de ses membres, la pause s'éternisait.
Impossible, il faisait durer le plaisir de l'infini, il effaçait le temps comme par magie.
Jambes écartées, il semblait tout défier par son aplomb.
Qui était-il donc pour narguer notre univers de vitesse ?
Que voulait-il avec sa danse à contretemps du monde ?
Il dérangeait.
Il le savait.
Sa lenteur agaçait.

Il éblouissait pourtant le cerveau, retenait l'attention, captait le regard.
Il forçait l'arrêt.
Le mime, dénué d'émotion, maîtrisait les muscles de son corps un à un.
Il étalait son étrange beauté avec un vide flagrant de sentiment.
Il offrait ses gestes, son trésor le plus précieux, dans une neutralité impassible.
Son corps était sa richesse. Il l'exploitait sans aucun émoi apparent.
Seule sa présence reflétait la provocation, l'affront.
En réponse à cette bravade, le spectateur esquisse un sourire timide. Un défi s'allume dans la prunelle de ses yeux.
Acceptant le rythme imposé, il se décide à rejoindre sur la scène, avec une lenteur extrême, son alter ego, le mime.
En symbiose, leurs gestes se déclenchent et se complètent.
Leurs respirations se synchronisent.
Souffle et attitude se mélangent.
Une complicité s'installe, chacun déployant son physique et sa gestuelle.
Le projecteur s'éternisait sur cet hymne à la beauté des corps.
Et toi, tu te cachais dans la pénombre, au fond de la salle de spectacle.
Le cœur battant, tu hésitais, mourant d'envie de les rejoindre.
Tes impulsions et tes élans se battaient contre toutes tes ombres : l'ombre de tes peurs, l'ombre de tes interdits, l'ombre du « qu'en-dira-t-on ? »
Les reflets de ton visage aux différents âges de ta vie se miraient en mouvement, formant une ronde incessante autour de tes ombres.
Comme ivre, envahi de vertige, tu t'es levé en titubant.
Et depuis, tu t'enfuis loin de la horde de tous tes corps rongés, estropiés par la vie.

Aussi loin que t'entraîne ta course, tu seras présent en toi. Tu seras toujours avec toi dans ton corps physique, partout où tu iras.
Alors, accepte-toi, regarde-toi, confie-toi !

Parle maintenant à ton ami de ton physique. Décris-toi, exactement comme tu te vois !
Donne-lui tes qualités et tes défauts !
As-tu trouvé plus de qualités ou plus de défauts ?
Tous, nous souhaitons que les autres nous découvrent sous nos meilleurs aspects : beau, sympathique, joyeux, généreux etc.
Comment te vois-tu, TOI ? Es-tu sévère avec toi-même ? Es-tu indulgent avec toi-même ?
Les autres te voient à travers toi ! Si tu n'es pas, toi-même, convaincu que tu es beau, tous te verront laid !
Si tu n'es pas convaincu que tu es « aimable », personne ne t'aimera !

Tu es seul responsable de tes opinions sur toi-même !
Change tes opinions sur toi et les opinions des autres sur toi changeront !

ASTUCE CLEF N°6 : TU ES BEAU !

Place-toi devant un miroir. Regarde-toi de façon neutre, comme pour découvrir quelqu'un que tu rencontres pour la première fois.
Nomme-toi et dis-toi bonjour : « Bonjour, Paul. Bonjour, Isabelle ! »
Pendant une semaine, ne dis que bonjour à ton reflet, apprivoise-toi, doucement, lentement !

La semaine suivante, Trouve-toi des qualités ! Mais si, mais si, tu en as !
Sois indulgent avec toi-même !

Chacun d'entre nous possède dans son physique et son mental, des éléments de beauté : le ton de la voix, le rire, le sourire, le regard, la couleur des yeux, les cheveux, les dents, la stature, le port du corps, les ongles, l'habillement.
Aussi, cherche ton point fort. Sûr, sûr, tu as un et même plusieurs points forts !
Trouves-en au moins cinq avant de continuer ta lecture !

Puis, dis à ton reflet, toujours devant le miroir, ce que tu penses de lui, en terme de qualité : « Bonjour Paul, je te trouve élégant, beau, tonique, propre, rieur, etc. »
« Bonjour Isabelle, je te trouve belle, sexy, souriante, resplendissante, qu'est-ce que t'es belle et jeune, tes dents sont merveilleusement blanches ! Etc. »
Puis, devant ton miroir, après avoir reçu tes compliments, remercie-toi : « Merci, Paul, merci, Isabelle ! »

Toutes les qualités sont importantes !
Félicite-toi pour tout !
Encourage-toi !
Valorise ton physique et ton « ETRE »

Parle-toi, et parle de toi, toujours en positif.
Utilise uniquement des qualités pour décrire ton reflet dans ce miroir.
Fais cet exercice pendant une semaine ou plus, selon tes réactions, tes facilités à te trouver des qualités.
Fais cet exercice jusqu'à ce que tu sois à l'aise et convaincu de tes qualités.
Mets-y ton cœur, comme le meilleur acteur sur une scène de théâtre.
Ensuite, toujours devant ton miroir, regarde-toi dans les yeux et dis-toi que tu t'aimes !
« Paul, Isabelle je t'aime ! », « Je t'aime, je te pardonne tes défauts, tes faiblesses car je te trouve de grandes qualités, je suis fier de toi ! »
« Je t'aime, tu es la personne la plus importante à mes yeux, et je veux ton bonheur ! »

Devant ce miroir, à travers ton image d'adulte, revois le petit enfant qui cherchait à plaire à ses parents, aux adultes. Rassure cet enfant aussi tendrement que lui, aurait voulu être rassuré.
Si ton « je t'aime » déclenche des émotions, tant mieux !
Accepte de pleurer, en te le disant, les larmes sont signes de grandeur d'âme, et elles lavent le cœur pendant les émotions !
Accepte de rire en te le disant, les rires sont signes de complicité avec toi-même.

Sois convaincant ! Dis-toi cette déclaration d'amour comme si tu dois mourir demain, comme si ces mots sont les derniers que tu te prononces.

Le mieux est de répéter cette phrase tous les matins de ta vie, juste en te réveillant. Mais si, mais si, tu auras le temps de le faire, chaque matin. Ça te prendra seulement 2 secondes (j'ai chronométré).

**Tu constates que tu es capable de te voir différemment et d'être alors différent.
Prends conscience de l'attitude des autres à ton égard, depuis que ton regard sur toi a changé**.

Maintenant, à travers ton reflet dans le miroir, au fond de la prunelle de tes yeux, cherche ton âme. Ton âme qui habite ton corps et qui te permet de retrouver ta globalité.
Reconnais ton corps dans sa globalité.
Apprends à écouter ce corps qui t'appartient. N'attends pas qu'il vienne à toi par la douleur, la maladie, la mort.
Chouchoute-toi !
N'attends pas d'être désemparé devant ce corps inconnu qui est pourtant le tien.
La maladie, la douleur, la mort te laissent pantois. Tu ne sais même pas comment fonctionnent tes organes.
Tu as arrêté toute communication avec toi-même.
Tu t'es enrichi d'une panoplie d'objets de communication : fax, téléphones, Internet. Tu envoies des emails, tu discutes en forums, tu tchates.
Génial ! Beaucoup d'outils pour camoufler ton incapacité à communiquer face à face avec toi, face à face avec l'autre.
Tes outils te servent à ne plus ressentir ta peur de l'autre. Ta peur de sa différence que tu n'es pas prêt à accepter, ta peur de son emprise sur toi. Ta peur de ta propre faiblesse devant lui.
Il est si loin, à l'autre bout du monde, si bien caché par un instrument, que tu ne crains rien !

Et, en plus, ton planning surbooké, la vitesse, le temps te volent de précieux moments d'intimité pour t'écouter.
De quoi as-tu peur ?
De réaliser que tu as perdu ton temps, ta vie, ton amour propre ?
Il n'est pas trop tard.

La peur t'envahit, parce que tu réalises que tu es beaucoup plus qu'un corps. Tu es un tout, une globalité. Tu n'es pas seulement une machine à boire, à manger, à travailler, à faire l'amour, à procréer, à paraître en société.
Tu devines plus ou moins confusément, qu'en plus de cette machine, il y a autre chose.

D'où te vient cette insatisfaction latente, ce mal-être, ce manque qui, de plus en plus souvent, hante tes nuits et assombrit tes journées ?
Devant ton miroir, derrière ce visage, découvre un esprit, une âme, une pensée déposés dans une enveloppe charnelle.
Compare-toi à une Limousine. La carrosserie est ton corps.
Le moteur est ton esprit, ton âme, tes pensées, ta divinité, appelle-le comme tu veux.
Solidaires l'un de l'autre, ils fonctionnent s'ils sont ensembles, reconnus et unis.
C'est ton esprit, par ses désirs, par ses réflexions qui fait fonctionner ton cerveau, qui ordonne ensuite à ton corps d'obéir et de créer.
Ton esprit est ce souffle de divinité qui te distingue du monde animal.
Quand ton moteur est en difficulté, quand il n'est plus en phase avec ses convictions intimes, il envoie des signaux à ton corps pour que tu puisses l'écouter, l'entendre.
Plus parfait qu'un moteur électronique, il clignote et tombe malade dès que l'esprit s'éloigne et refuse de l'entendre. Chaque douleur est un appel au secours vers ton amour de toi-même.
Ne rends personne alors responsable de tes maux. Personne d'autre que toi.
Les autres vivent les mêmes expériences que toi, ils se cherchent dans leur nuit.

7. LES AUTRES

Ton regard sur toi-même s'améliore, fais un pas de plus vers un apaisement personnel : apprends à changer ton regard sur les autres !

Cette astuce te permettra de supporter avec philosophie, toutes tes relations.
Notre quotidien se résume, il faut se l'avouer, à courir, à se presser, à se dépêcher.
Notre rencontre avec les autres se fait dans des contextes bien précis, à la va-vite et dans le stress.
Nous sommes rarement disponibles, ni en temps, ni en esprit.
Nous sommes convaincus que notre vie est pire que celle des autres et nous passons le temps à nous plaindre.

Dans nos pensées, nous voyons : nous, face aux autres. Les autres, qui sont dans le tort et nous, qui détenons la vérité. Nos conditions de vie nous rendent malheureux. Si l'autre semble posséder quelque chose de plus que nous, il a aussitôt plus de chance que nous ! Cela ne nous arrivera jamais car nous pensons que les autres, par une chance de la vie inexplicable, possèdent tout et nous rien !

Par nos pensées, nous sommes en permanence à la recherche de quelque chose qui, selon nous, nous manque. Grâce à cette recherche perpétuelle, nous attendons des lendemains meilleurs.

Commençons déjà à arrêter de comparer notre vie à la vie des autres.

Tu es toi, avec ta vie, tes expériences.
Toi unique.

L'autre est lui avec sa vie, ses expériences, lui aussi unique.

ASTUCE CLEF N°7 : A CHACUN SON VASE A FLEURS.

Imagine que les êtres humains sont des vases à fleurs. Oui, des vases à fleurs.

Chaque vase contient les fleurs dont on le remplit. Certains vases contiennent des roses (fières et royales), d'autres des coquelicots (légères, timides et rougissantes), des orchidées indomptables, des fleurs du mal, des fleurs de cactus, des fleurs nauséabondes, des fleurs pourrissantes, des lys purs, des pensées toujours dans leurs nuages, des hibiscus exotiques, etc.

Pour que les fleurs restent bien placées, le vase doit être lourdement lesté.

Alors, la base du vase est remplie, petit à petit par nos parents, nos éducateurs, par la société, toujours pour notre plus grand bien !
« Ne mange pas avec tes doigts, ne ris pas devant les gens, ils penseront que tu te moques d'eux, tu dois aimer ton prochain et ne pas penser toujours à toi, tu dois t'habiller correctement, tu dois te couper les cheveux et bien les coiffer, dis bonjour à la dame, mouche-toi, tu dois être à l'heure, obéir et être poli, apprendre tes leçons pour avoir un métier, etc. »

Compte combien de fois tu te surprends, à dire ces mots, à tes enfants ou à toi-même !

Chaque jour de notre vie, nous trouvons des gens bien intentionnés pour nous remplir notre vase : « Tu es trop gros, tu dois maigrir, tu dois te teindre les cheveux avec tes cheveux blancs, tu parais si vieille, tu dois avoir un travail dans la vie, tu dois faire du rendement, tu dois réussir ce challenge, tu dois avoir cette belle voiture, la tienne est démodée, tu dois prendre une assurance pour ta vieillesse, une assurance pour ta mort ! »

Combien de nos parents ou de nos amis s'empressent de nous conseiller et de nous faire la leçon, au lieu de nous aborder en nous disant : « Je te trouve en pleine forme aujourd'hui, quel rayonnement, quelle énergie ! »

Ou tout simplement : « Bonjour, je souhaite, qu'aujourd'hui soit une de tes plus belles journées ! »

A la place, tu entends le plus souvent, « oh ! Tu parais fatigué aujourd'hui. Comme tu as grossi ! Es-tu malade, tu as maigri. Ton visage est tiré, etc. »

En plus, notre vase, nous allons aussi, nous-même nous le remplir par nos comportements :

• Tout ce que nous avons mal digéré dans notre enfance, sera dans ce vase.

• Tout ce que nous avons apprécié et que nous prenons plaisir à faire sera dans le vase.

• Nous y déposerons nos souvenirs joyeux, nos instants de bonheur.

• De rage, nous y jetterons nos expériences de vie, nos ratures, nos brouillons, nos essais, nos nouveaux départs.

• Pour ne plus avoir mal, nous y camouflerons nos peurs, nos pleurs, nos hésitations, nos deuils, nos espoirs, nos regrets, nos désirs, nos envies, notre vie présente, satisfaisante ou pas selon notre regard.

Et le vase continue à se remplir !

Nous considérons aussi notre vase comme notre boîte à trésors !

• « Regardez-moi, j'ai un bac, une licence, un master, un

doctorat en Machin-chose. Je dois l'écrire sur mon CV pour avoir une valeur !

- « Je suis capable de travailler à ce poste car j'ai des années d'expériences professionnelles. »

- « J'ai un poste à responsabilités, je suis quelqu'un ! J'ai le pouvoir de vous dire : Non ! »

- « Je me sens nul car je suis chômeur, immigré, pauvre, Rmiste, etc. »

Quelquefois, dans un sursaut de solidarité, nos vases se mettent à jeter de grosses bulles, comme une cocote minute mijotante.
Nous nous réunissons alors, et, en grande société, en colloque, en séminaire, nous discutons de culture individuelle et populaire, d'histoire du peuple, d'esclavage et de stigmates mentaux, de passé, d'avenir culturel et touristique.
Et nous y croyons ferme, histoire de nous occuper le cerveau et combler le silence qui risque de nous rendre fou.

Selon nos affinités, nous réinventons à guichet fermé, et en pèlerinage, les voies du salut éternel. Nous cherchons les secrets de la vie mystique, très loin dans les hautes sphères.

Plus le maître spirituel reste inaccessible, plus le gourou vient d'un pays lointain, plus le mystère est épais et plus nous nous y accrochons.

Puis, enfin, il y a dans notre vase, une petite partie que nous nous réservons :

- Nous y plaçons nos projets de vie, nos projets professionnels.
- Nous y plaçons nos capacités à faire des actions.

- Dans cette partie, nous savons qui nous sommes, notre nom, notre race, notre appartenance à un arbre généalogique.
- Nous y mettons aussi ce que nous voulons obtenir dans notre vie privée, dans notre travail, avec nos enfants, etc.

Voilà, tu comprends maintenant que tout ce qui remplit ton vase donne un sens à tes rapports avec les autres, à tes regards sur toi-même.

Et, pour partager avec tous, nous faisons pousser des fleurs de souffrances ou de bonheurs qui correspondent au contenu de nos vases et que nous offrons aux autres tous les matins comme un cadeau.

Chaque fois que tu accueilles quelqu'un, pense que tu es devant un vase à fleurs bien lesté qui t'aborde avec tout ce qu'il contient.
Tu reçois alors une composition florale. Ferme les yeux, quelqu'un t'offre des fleurs. Que fais-tu ? Tu dis merci.
Tu regardes les fleurs sans jugement, sans vouloir ni enlever, ni changer les fleurs. Tu les acceptes !

Pour t'aider, et accepter l'autre, commence d'abord à écouter les paroles de l'autre avec attention et sans parler toi-même.
Montre-lui, par ton écoute, par tes gestes, ton regard et ton attitude corporelle, que tu t'intéresses à lui.
Ecouter diffère d'entendre.
Ecouter, c'est comme une ouverture que tu fais, consciemment en toi, pour comprendre l'autre. Comme une fenêtre que tu ouvres vers lui, tu lui offres un peu de ta clarté, pour l'éclairer dans son devenir.
Ecouter, c'est te mettre disponible dans ton corps et dans ton esprit pour accueillir l'autre. C'est utiliser tes sens : l'ouie, la vue,

le toucher, l'odorat. Utilise ton instinct pour accepter l'autre, le deviner, respecter ses silences.

Pour recevoir l'autre, tout en gardant ton autonomie, ta liberté, tes opinions, plante-toi au sol comme un arbre. En souplesse, la colonne vertébrale droite, campe-toi sur tes jambes écartées, les genoux un peu fléchis, une jambe légèrement décentrée vers l'avant par rapport à l'autre. Le bassin, droit, dans le prolongement de la colonne vertébrale. Laisse tomber les épaules et ouvre les mains, dans le prolongement de tes bras. Attends-toi à recevoir et prépare-toi à donner. Ce n'est pas une bataille, c'est une rencontre ! Il ne faut ni perdant, ni gagnant !

Ressens tes pieds. Retrouve les sensations de ta plante de pied, le ressenti de tes orteils, des rebords de tes pieds. Imagine, face à l'autre, que tes pieds sont les racines qui t'accrochent au sol et qui te permettent de t'élancer vers le ciel, vers l'infini en toute quiétude, avec force, avec confiance. Plus personne ne te déstabilise. Tu es inébranlable.

Tu deviens, en plus, l'axe végétal qui, pour toi et pour l'autre, fait le lien entre la terre et le ciel.

Plante maintenant ton arbre dans ton tube de lumière protectrice ! Tu restes invincible et tu gardes ton intégrité !

Tu arrives alors, non pas dans la sphère de l'indifférence, mais dans le lieu sacré de l'amour inconditionnel.

Ce lieu sacré est peuplé par tous les vases qui **s'aiment d'abord eux-mêmes**. Ils se donnent eux-mêmes, tellement d'amour, qu'ils n'ont plus besoin que l'autre aime leur vase.

Tranquilles, ils acceptent avec sympathie tous les autres vases. Plus rien ne les dérange !

Décide, à partir de maintenant, que ton regard sur l'autre change.

Décide simplement et dis-le au fond de toi : « Mon regard sur l'autre change ! »

Dès que tu l'auras décidé ainsi, en te le disant, ton changement lentement se déclenchera.

L'autre : c'est ton enfant, ton conjoint, ton voisin, ton collègue. Ce sont des relations quotidiennes dont tu peux difficilement te soustraire. Aussi, cherche à les améliorer pour les rendre agréables. Non, ne compte pas sur l'autre pour le faire ! Commence d'abord, l'autre suivra.

Tu peux aussi dire à l'autre ta souffrance pour qu'il te comprenne. L'autre ne peut pas te deviner. Il ne sait pas ce que tu ressens.

Révèle-toi clairement, sans fausse honte, sans drame. Dis à l'autre ce que tu ressens, la conséquence de son acte sur toi. Renonce au chantage affectif, évite de lui faire mal aussi, ne cherche pas à le culpabiliser, utilise un langage positif et donne une proposition de changement.

Exemple : Tu souhaites un moment de détente et de complicité avec ton conjoint. Tu en as besoin car tes activités professionnelles sont très prenantes.

Il arrive et t'annonce qu'il va à une séance de sport.

Ne t'enferme pas dans ta déception et ne t'emmure pas dans un long silence.

Révèle-toi à ton conjoint et dis-lui : « Ma semaine de travail a été lourde, j'ai besoin de me détendre.

Je suis déçue que tu ailles maintenant au sport car je voulais te proposer d'aller au cinéma ensemble. J'ai besoin de cette sortie pour me ressourcer.

Je propose que j'aille au cinéma, pendant ta séance de sport, et nous pourrions nous retrouver après, pour une promenade, une balade au parc. Qu'en penses-tu ? »

Accueille alors sa réponse et accepte-la. Elle peut ne pas répondre à tes attentes. Accepte que les besoins de ton conjoint soient différents des tiens. Propose alors de trouver un autre moyen de rencontre et de partage.

A part les relations familiales et professionnelles, tu côtoies d'autres personnes.

Les autres relations que tu as, tu peux les choisir. Alors fais-le en fonction de tes affinités. Fréquente de préférence des gens positifs.

Eloigne-toi, sans scrupule, des individus négatifs, qui critiquent tout et rien. Fuis les individus qui se plaignent sans cesse et qui n'acceptent jamais la différence des autres.

Garde de la compassion pour eux, ne les juge pas, mais reste au loin.

Il y a tant de gens agréables sur terre que tu peux t'offrir le luxe de fréquenter ceux qui, par leur comportement, t'aident à grandir.

Lie amitié avec des gens positifs, joyeux, calmes.

Recherche des gens sans soucis, rieurs, optimistes. Tu as tout à gagner, ils sont contagieux.

Dans quelque temps, tu seras comme eux et tu contamineras le reste de la planète !

Certains jours, lors de nos relations avec les autres, nous ressentons comme une salissure en nous. Nous percevons vraiment une souillure de notre être intérieur, une impureté, une corruption de nos pensées.

Souvent, devant une atrocité commise, nous sommes atteints par la laideur de la société.

Quand cela se produit, ne juge pas mais entends plutôt ton désir de pureté et de beauté.

Entends ta soif de candeur, de limpidité en toi.

En chaque être que tu rencontres, il y a au minimum, une goutte de pur, de clarté, de bonté.

A toi de la découvrir et de t'y abreuver, mais occulte les autres gouttes impures.

Ne garde que la goutte pure !

C'est encore en toi que tu dois installer toute la pureté de la vie, de la planète.

Laisse jaillir en toi, un ruisseau, un torrent, un fleuve de pureté toujours disponible pour toi et toujours prêt à te purifier.

Ce torrent, amuse-toi à le diriger vers les autres et purifie-les à leur tour !

Ainsi, les jours de déprime, de mélancolie, de trouble, ordonne à ton fleuve de grossir, de se gonfler, de se mettre en crue et de te vider, alors, de tes doutes et de tes peurs.

8. LA PEUR : TON ENNEMI N° 1

ASTUCE-CLEF N°8 : L'HISTOIRE D'UNE GROSSE PEUR

Il était une fois, une petite fille.
Elle habitait un pays merveilleux, mais tout en elle, n'était que tristesse.
Elle semblait vivre dans un monde d'ombre, gris, sans lumière, sans soleil.
Tous les médecins consultés jusqu'alors s'accordaient pour dire que rien n'expliquait ce mal terrible.
Elle avait débarqué sur ce monde, dans l'indifférence la plus complète, le vide et le froid.
Après avoir vainement cherché une étincelle, un regard, une chaleur humaine, elle se résolut à vivre ainsi.
Seule, sans bruit, elle errait souvent d'un coin à l'autre de sa maison, comme une ombre fugace.
Elle était si légère, si éphémère que sa vie ne semblait tenir qu'à un fil.
C'est sûr, elle frôlait souvent la mort. Son inappétence pour la vie lui valait déjà la confection de trois ou quatre robes de mort.
Tout incitait médecins et parents à ne pas trop mettre beaucoup d'espoir sur son espérance de vie.
Son corps, trop frêle et si maigre, abritait pourtant un désir camouflé d'ailleurs, de vie inconnue, de différence.
Elle aimait beaucoup se cacher et se terrer loin de tous les regards.
Elle avait appris très vite à dissimuler ses ressentis aux adultes par une sagesse exemplaire.
On disait d'elle qu'elle était effacée. A ces mots, elle s'imaginait gommée jusqu'à disparaître!

Elle avait pourtant réussi à se faire une amie.
Cette amie était comme une présence permanente, qu'elle

gardait au chaud, au creux de son ventre, juste au niveau de son estomac !

Cette amie était une boule gélatineuse, un peu molle, un peu flasque, quelquefois grise, quelquefois verte, quelquefois blême.

Elle s'était occupée à observer son amie la boule.
La boule pouvait selon les circonstances être :
- Toute petite, juste tiède et inquiète.
- Gonflée et un peu oppressante.
- Grosse et suffocante.
- Enorme et paralysante.

Son amie la boule s'accompagnait très souvent d'un bruit de cœur saccadé et sourd. La boule respirait toujours très mal : rapide, à petit coup, affolée.
Elle l'avait surnommée : « Frayette »
En fait, elle avait fait la connaissance de Frayette très tôt.
Tous les adultes qui l'entouraient la lui avaient présentée souvent.
« Attention, descends, tu vas tomber. »
« Ne cours pas, tu vas te faire mal. »
« Ne touche pas, tu vas te blesser. »
« Lâche cela, tu vas te couper. »
« Le loup va te manger. »
« Reste sage et tu auras une image. »
« Ne parle pas aux étrangers, il y a beaucoup de gens méchants. »
« Ne pose pas de question, tu comprendras quand tu seras plus grande. »

Aussi, toute petite, avait-elle mis en place, une série de comportements et seule son amie Frayette lui inspirait confiance.

Chaque fois que Frayette frémissait, elle savait qu'elle devait tout arrêter et attendre que le danger s'éloigne.

Chaque fois qu'elle rencontrait un interdit, un manque d'amour, un rêve, l'inconnu, elle le confiait à son amie.

Frayette n'en finissait pas de grandir et s'installait petit à petit dans tout son corps, jusqu'au jour de ses six ans.

Ce jour-là, elle se leva. L'oreille en alerte. Elle entendait au loin le même bruit que son amie la boule Frayette.

Mais, c'est sûr, ce n'était pas dans son ventre. Allait-elle enfin voir le visage de son amie ?

Le battement sourd se rapprochait, saccadé, rythmé, puissant. A la limite du tolérable.

Frayette se mit à l'unisson.

Sa respiration s'arrêta et Frayette s'emballa de plus en plus, résonnant vite et fort.

Portant les mains à ses oreilles, mais si désireuse de connaître son amie, la fillette se rapprocha de la fenêtre de sa chambre.

Figée, terrorisée, livide, les yeux écarquillés, son visage se retrouve face à un masque hideux et grimaçant de carnaval, hurlant sur un grondement de tambour.

Après un long cri de terreur, elle s'évanouit !

Elle venait ainsi de connaître la peur !

Elle reprit conscience, plus tard.

Les yeux encore fermés, elle ressentait le balancement de son corps mou et abandonné, enlacé par les bras de sa mère en pleurs.

Elle se laissa envahir par cette tendresse, cette douceur si nouvelle qui la rassurait.

Sans bouger pour faire durer le plaisir, elle acceptait la vie qui pénétrait en elle.

Tout son petit corps se gorgeait de cet instant d'amour fort qui lui avait été, si souvent, refusé.

Une chanson s'éleva de son cœur : « Tu es aimée, tu es aimée, tu es aimée. » Et son sourire s'épanouit !

A partir de ce jour, la petite fille commença à se méfier de Frayette.
Sans rien dire à son amie, elle cherchait souvent le moyen de faire partir Frayette, loin de son corps.
Elle si calme, si immobile, se mit à bouger sans arrêt. Elle se répétait dans sa tête : « si je bouge, Frayette n'aura pas le temps de me parler et moi, je ne l'entendrai plus. »

Mais, par des petits moyens inconnus, Frayette revenait sans cesse. Et la fillette bougeait de plus en plus !
Elle s'étourdissait pour ne plus entendre la voix de Frayette qui lui parlait de peur, d'échec, de difficultés, de jalousie, de doute, de souffrance, de manque de confiance, de douleurs, de tristesse, de peine, de pauvreté, de faim, d'hier, de demain, de fin, de maux, de mort !

Elle ne pouvait se confier à personne. Les adultes qu'elle côtoyait couraient encore plus vite qu'elle, en répétant : « Dépêche-toi, nous serons en retard, dépêche-toi ! Dépêche-toi ! Dépêche-toi ! »
« Fais vite, vite, vite ! »
« Cours ! Cours ! Cours, l'heure passe ! »
Et elle courait comme tout le monde, sans savoir ni pourquoi, ni où, mais elle courait.
Même, des fois, elle voyait les adultes se réunir dans de grands colloques et parler entre eux de Frayette drogue, Frayette déprime, Frayette cancer, Frayette alcool, Frayette sexe, Frayette pollution, Frayette bombe atomique, Frayette retraite, Frayette vieillesse, Frayette sécurité sociale, Frayette politique, Frayette racisme.
Cela l'affolait de plus en plus.
A la télé et même à l'école, les leçons et les devoirs parlaient aussi de cela.

Puis, vint le jour de sa communion solennelle. La préparation de cette cérémonie nécessitait cinq jours de recueillement et de calme.
Elle apprit à ne plus bouger le corps, à respirer lentement dans un coin silencieux d'une église, assise en tailleur sur le sol, au milieu des autres enfants.
Au début, faire taire Frayette, nécessitait toute son énergie.
Tout son cerveau semblait résonner de la voix de son amie.
Frayette était partout, dans la voix des adultes, derrière les bancs, dans les angles sombres du bâtiment, partout !

La petite fille, les larmes aux yeux, pensa mourir pour se débarrasser de cette Frayette, trop pesante.
« Seule la mort, pensa-t-elle, me délivrera d'elle. »

En prenant cette grave décision, elle leva les yeux et là, aperçut, un rayon de soleil qui traversait une vitre.
Elle se redressa et fixa ce filet de soleil qui ruisselait de lumière et inondait tout.

Miracle, Frayette se cachait ! « J'ai trouvé, Frayette a peur de la lumière ! » Et elle s'accrocha à ce rayon de clarté.

Le jour de la cérémonie, sa mère la vêtit d'une robe blanche !
Son reflet dans le miroir s'enveloppa de la lueur du jour !
« Comme je suis belle ! Comme je suis belle ! », répétait la petite fille.
Elle fit la révérence à son image, toucha son visage, sa peau, son corps, sa douceur !

Elle éclata d'un rire heureux ! Elle s'était trouvée. Elle s'aimait enfin !
Et dans un nouvel éclat de rire, elle lança : « Au revoir, Frayette ! »

Pour combattre tes peurs, comme cette fillette, il te faut trouver le beau en toi, l'amour de toi-même, au plus profond de toi !

Tu as peur parce que tu t'es déconnecté avec toi-même. Tu as coupé le contact avec l'esprit puissant, ton esprit qui te représente et qui connaît tous les besoins essentiels à ton accomplissement.

Remets le contact. Réconcilie-toi avec ton esprit. Reconnais-le en toi. Redonne-lui sa place et il te redonnera tes pouvoirs. Pour cela, il te faut, avant tout, te donner rendez-vous à toi-même, pour te rencontrer.

Offre-toi des pauses plaisir. Au début, arrête toute activité pendant deux minutes, montre en main, vas-y par petites doses homéopathiques. Pendant ces deux minutes, ne bouge plus et écoute ta respiration. Concentre ton attention sur la position de ton corps : « Je suis assise, je ressens le poids de mon corps sur la chaise, je ressens le contact de mes pieds contre le sol, je baisse volontairement mes épaules. » Juste deux minutes et reprends tes activités. Augmente le temps quand ton désir le décidera.

Mets des repères (comme le nœud dans le mouchoir) pour prendre le temps de faire régulièrement ces grandes pauses-découvertes-conscientes.

Accepte la peur comme le signal d'un besoin de changement. Dis-toi : « Si j'ai peur, qu'est-ce que cela veut dire, pour moi ? J'ai peur de quoi ? D'avoir mal dans une relation, de ne pas y arriver, d'échouer, de ne pas être accepté et aimé des autres, de ne pas être physiquement capable de le faire ? Etc. »

Accepte l'idée de changement comme une nouvelle aventure, enrichissante, comme un jeu, un challenge : « Chiche que je peux le faire ? », « Ai-je peur de moi-même ? De mon incapacité à m'aimer, à avoir confiance en moi ? », « Je suis capable, j'essaie. »

Observe les enfants : ils te donnent de grandes leçons de vie. Un bébé apprend à marcher. Ce petit bout d'homme va-t-il avoir peur du changement ? Va-t-il refuser de marcher, sous prétexte qu'il ne connaît pas encore les sensations de la marche ?

Il progresse par petites étapes, arrive d'abord à se retourner dans son lit, puis à se balancer à quatre pattes, puis il s'assied sur une fesse, puis sur les deux, marche à quatre pattes (quand les adultes pas trop pressés lui en laissent le temps), ensuite il s'accroche à tout ce qu'il trouve pour se tenir sur ses deux genoux, puis se redresse sur ses deux jambes. Et hop, un pas ! Un seul suffit pour tout déclencher !

Il ne reste pas là, bloqué par sa peur, dans sa position fœtale. Il accepte le jeu de l'apprentissage de la marche ! En plus, s'il est encouragé par ses parents, alors le jeu devient conquête !

Il te faut prendre le temps de décortiquer tes sensations, tes impressions intimes.

Tes hésitations, tes refus, tes doutes, tes incertitudes sont autant de perception de la peur.

Mets des qualificatifs, des noms à tes sentiments et tes réactions. Tu peux ainsi mieux les analyser, les cerner et surtout les aborder et les solutionner.

Exemple : Tu es fâché contre ton conjoint qui n'a pas rangé la cuisine.

Dis-toi : « Je ressens de la colère contre le fait que la cuisine soit sale ! »

Tu exprimes donc ton sentiment (la colère), tu la différencies de toi (la colère ce n'est pas toi, c'est ton ressenti), tu acceptes d'être en colère non pas contre ton conjoint mais contre son acte. Tu prends conscience d'avoir des sentiments que tu t'autorises à extirper de toi.

Si tu ressens la peur en toi, accepte-la, ne la nie pas car tu ne ferais que la retenir.

Accepte-la pleinement. Observe ta peur.

Evite de la juger, de l'analyser. Simplement observe-la.

« Ma peur est froide, accompagnée de sueurs. Mon estomac réagit et me brûle. J'ai comme une boule sur le plexus solaire, au milieu de la poitrine. »

Observe ta peur comme pour la décrire à un médecin.

Puis, essaie de prendre un léger recul pour te dire que ta peur n'est pas toi, mais que c'est toi qui la crées.

C'est toi qui l'assimiles à toi et qui la considères comme t'appartenant.

Puis, cherche par quoi tu pourrais remplacer ta peur.

Trouve une sensation positive plus forte que ta peur pour la dissoudre, jusqu'à la faire disparaître.

Mets un soleil à la place de ta peur et laisse-toi chauffer !

Dans chacun d'entre nous, existe la perfection, la beauté, l'intelligence, la richesse, l'amour.

Te faire confiance à toi-même, c'est reconnaître la parcelle divine et de perfection qui t'habite.

La peur est le manque de confiance en toi. La peur est ta difficulté à voir le beau, le fort, le créateur, l'intelligence qui est toi !

Comme l'instinct de survie que tu connais et qui est très fort en toi, la beauté, la volonté, l'esprit de création, la sécurité, l'amour, la richesse résident en toi.

La peur nous a dévorés lentement et a fait disparaître nos pouvoirs. Nous avons appris à les camoufler, à les oublier et nous les utilisons très peu.

C'est toujours de nous-même que nous avons peur. Nous avons peur de ne pas être capable, nous avons peur de souffrir, de ressentir le manque, l'absence, la faim.

Nous oublions que nous avons en nous tous les pouvoirs. Nous ne savons plus que nous possédons tout le nécessaire et même le superflu et qu'il nous suffit de penser pour l'obtenir !

Nous devons aussi, maintenant, nous reconquérir et rechercher toutes nos qualités latentes. Dès leur apparition à la lumière de nos yeux, nous nous dévoilons forts, courageux, invincibles. Frayette a vraiment peur de la lumière, de la lumière de notre amour pour nous-même.

Aussi, accepte de vivre, d'aimer, de rire, de jouer, de créer, de chanter, d'inventer, d'ETRE et lâche prise !
Que chacune de tes respirations soit un acte accompli avec une attention soutenue ! Cette respiration, c'est la vie qui se manifeste. A chaque respiration, imagine le flot de tes désirs sous forme de paillettes scintillantes qui pénètrent en toi. Choisis les bienfaits que tu désires le plus dans ta vie et laisse leurs paillettes t'inonder !
Exemple : Tu veux la santé physique ?
Dans un endroit calme, détends-toi quelques minutes, prends quelques inspirations profondes, ferme les yeux. A chaque inspiration, imagine une cascade de paillettes de bonne santé qui t'inondent de la tête aux pieds. Pense fortement : « Je suis la santé ! » Répète cela lentement plusieurs fois.
Et vois ton corps se remplir de paillettes saines et vigoureuses, depuis la pointe de tes orteils jusqu'à la racine de tes cheveux !
Evite de penser que la maladie est une punition divine, un karma, des péchés à expier ! Ce sont ces pensées qui éloignent de toi la santé.
La maladie est un clin d'œil que te lance ton corps pour que tu réalises qu'il est présent et que tu lui demandes un peu trop.
Tu veux de l'argent ?
Eloigne-toi du bruit, recentre-toi comme l'arbre reliant ciel et terre, détends chaque partie de ton corps et respire ! Lentement, calmement, en souplesse. Ferme les yeux, visualise une cascade d'argent qui t'inonde de la tête aux pieds. Ressens ton bien-être et pense fortement : « Je suis l'argent ! »
Et surtout ensuite, lâche prise, oublie ta demande, laisse ton esprit combler ton désir.
Empêche à ton cerveau de tout gâcher en bavardage et commentaire comme « L'argent, c'est sale, ça ne fait pas le bonheur, c'est pour les

riches, ça attire les voleurs, etc. » Ce sont ces commentaires qui terniront tes pensées et éloigneront la réalisation de ton désir.

Accepte de faire le point avec tes opinions sur l'argent et vois le bon côté de l'argent.

C'est un moyen de te procurer ce dont tu as besoin. Tu t'en sers avec honnêteté et sagesse. C'est un moyen d'échange avec les autres. Il doit circuler entre tous, tu t'en sers pour toi et pour le bien de l'humanité.

Tu peux obtenir la réalisation de tous tes désirs.

Décide d'être honnête, décide que tes désirs devront te profiter à toi et à toute la société.

Ton esprit, dans l'écrin de ton corps, demande à se révéler pour te combler, pour te réaliser.

Notre vie trépignante force nos yeux à nous voir uniquement comme un corps, peu fiable, maladif, voué à la mort.

Notre corps social, superficiel, nous lance régulièrement des messages de peur, de détresse, de manque, de pénurie, de violence, de meurtre.

Médias, faits divers, nous confortent dans cet immense enfer que nous créons nous-mêmes.

Pour lutter contre cette marée de malheur, ce drame permanent, il nous faut remplacer la peur par l'amour.

Il nous faut réaliser que nous ne sommes pas qu'un corps, mais que nous sommes aussi un esprit.

Le pouvoir de notre esprit est de décider de nos propres pensées.

Nos pensées ont une force. Elles sont les premiers pas vers la réalisation de nos désirs.

Nos désirs se réalisent toujours. Quelquefois très vite, quelquefois pas aussi vite que nous l'aurions souhaité, mais ils se réalisent. S'ils ne se réalisent pas, c'est parce que nous ne sommes pas en accord avec le désir réclamé.

Si nous n'obtenons pas l'objet de notre convoitise, c'est la preuve que nous ne sommes pas en paix avec ce désir, nous ne sommes pas en paix avec nous-même.

La paix profonde en nous s'installe quand nous acceptons de ne plus nous débattre.

Notre chemin ressemble parfois à une descente en enfer. Notre résistance à la vie est contraire à la paix.

Quand on accepte de lâcher prise, les grandes souffrances et les grandes blessures laissent des précipices et des gouffres de vide en nous, mais la vie nous propose, chaque fois de remplacer ces vides, ces souffrances, ces blessures par du bonheur.

A nous de recevoir ce bonheur, de l'accueillir en le reconnaissant, en se l'appropriant.

Les épreuves les plus dures, les plus douloureuses que nous vivons, nous les subissons pour nous conduire à l'éveil de nous, à la sagesse.

La douleur et les difficultés ressenties seront affaiblies par le lâcher prise.

Dès la décision du lâcher prise, nous ressentons une paix intérieure, qui nous libère et amoindrit la souffrance.

9. CHACUN SA SOUFFRANCE

Qui dans sa vie n'a pas souffert ?

Qui n'a pas ressenti souffrance et douleur ?

Certains voient souffrance et douleur comme des châtiments, des punitions divines, qu'il faut vivre comme des épreuves expiatoires pour nous grandir et nous valoriser.

Rites et rituels, scarification, flagellation, crucifixion, tous les moyens sont bons pour élever l'homme jusqu'à ses limites extrêmes et le valoriser.

En fait, souffrances et douleurs sont des expériences désagréables qui causent à l'individu une détérioration de son corps physique ou mental.
L'attitude de chacun varie devant la souffrance, en fonction de son intensité, de sa durée dans le temps et devant sa fréquence.
Quoi qu'il en soit, les souffrances tant physiques que mentales sont là, bien présentes en nous et nous tatouent de leurs stigmates.
La souffrance vécue nous marque au fer rouge pour qu'on ne l'oublie pas.
Ainsi, chaque souffrance vécue est un tatouage indélébile qui se dessine sur notre peau intérieure, notre cerveau, notre âme.
Et nous-même, nous faisons le tatouage, bien épais, bien saignant dans notre chair !
Toutes ces souffrances-tatouages se réunissent en nous pour former comme une masse virtuelle, une agglomération de fantômes ou de vampires-souffrance.
Et nous installons en nous nos masses de souffrances pour qu'elles nous rappellent que chacune de nos expériences, de nos inattentions, de nos imprudences peuvent nous occasionner de la douleur.

C'est comme un signal d'alarme rouge qui devrait clignoter devant un éventuel danger.

Seulement, la vie nous fait voir des dangers partout et la peur aidant (voilà Frayette qui revient !) notre clignotant rouge ne s'éteint jamais.

Aussi vivons-nous avec des « vampires-danger-potentiel » permanents qui sont heureux uniquement si nous souffrons !

Et voilà nos moments de bonheur bien éphémères, car remarquons qu'au cœur de nos instants de bonheur les plus profonds, nous devons toujours chasser des idées un peu sombres, un sentiment de souffrance latente, un pressentiment de douleur future.

ASTUCE CLEF N° 9 : OBSERVE-TOI SIMPLEMENT !

Chaque fois que tu es bien et qu'une idée de souffrance, de déprime, de peur, de fatigue te vient, inutile de te battre avec elle. Simplement, observe cette idée : « Tiens, j'ai une boule à l'estomac ! Que se passe-t-il en moi ? Je ne suis pas la boule à l'estomac. La boule est une sensation, mais elle n'est pas moi. Alors de quoi ai-je besoin ? J'ai besoin de prendre du recul sur ce que me dit mon voisin, ma femme, mon mari, mes enfants. »

« Tiens, je ressens un vertige ! Qu'est-ce qui se passe en moi ? Je ne suis pas un vertige, je suis moi, le vertige est une sensation. Alors, de quoi ai-je besoin ? J'ai besoin de repos physique, je vais m'allonger ! »

Observe simplement, sans te juger ! Evite : « Arrête de te plaindre, continue de travailler, tu te reposeras plus tard », mais dis plutôt : « J'observe que je m'énerve rapidement, que se passe-t-il en moi ? Je ne suis pas l'énervement. L'énervement est une sensation, mais elle n'est pas moi. Alors, je dois être fatigué, j'accepte de diminuer ou d'arrêter mes activités, le temps de me reposer ! »

L'habitude de t'accepter sans jugement et de te parler en positif se prend en faisant attention à ton monologue. Exemple : « Que je suis bête, j'ai oublié d'acheter du pain ! » Tu t'acceptes ici comme quelqu'un de bête. Il serait mieux de dire : « C'est bête, ça, j'ai oublié d'acheter le pain ! »

Dès que ta masse de souffrances se sent observée, elle disparaît et le mieux est de la remplacer par un retour au calme avec des pensées positives : « Je suis envahi par un ruissellement d'énergie positive et je vais de mieux en mieux ! », « Je suis ici et maintenant et ma souffrance fait partie du passé. »

L'astuce est donc simple, rapide et efficace :
T'observer sans te juger !
Mais oui, oui, oui, tu auras le temps de le faire, ça te prendra 2 secondes, j'ai chronométré !

Tu peux aussi faire un jeu de rôle !

Es-tu prêt ? Accroche-toi, ça décoiffe !

Ferme les yeux et imagine que tu es Dieu. Allons, n'écarquille pas ainsi les yeux, tu as bien lu, imagine que tu es Dieu !
Tu peux t'y autoriser !
Donne-Lui le patronyme que tu veux à ton Dieu, mais consens à te prendre pour Lui !
Rassure-toi, Il approuve !
Il représente pour toi, la Bonté, le Pardon, l'Amour n'est ce pas ?
Alors, si ton Dieu est vraiment tout ce que tu imagines de si positif, il admet obligatoirement et avec une générosité divine et illimitée, que tu te prennes pour Lui : Il pardonne tout !
Ne fais pas tant de chichis, voyons, accepte puisque Dieu lui-même est d'accord !
Tu es donc Dieu ! N'oublie pas, Il t'a créé à son image !
Tu deviens tout de suite, tout-puissant, omnipotent, omniprésent !

Ressens bien ta puissance, la puissance de Dieu !
Respire amplement, par tes narines.
Aspire, sans forcer, une vague d'air.
Perçois cette onde d'oxygène qui soulève ta cage thoracique, emplit tes poumons, gonfle ton abdomen.
Retiens-la, quelques minutes.
Ressens ta puissance, parfaite, complète, intégrale.
Perçois cette puissance qui te donne tous les pouvoirs.
Le pouvoir d'aimer les autres, d'aimer toute l'humanité.
Tu es Dieu, forcément tu es Amour infini, sans limite.
Tu restes alors l'Amour qui reçoit l'autre dans sa différence, dans sa faiblesse, dans ses doutes, dans ses balbutiements, dans ses faux pas, dans ses trahisons.
Sans reproche, sans jugement tu lui montres le chemin, sans

chercher à l'influencer. Tu admets qu'il prenne un autre chemin que toi et tu l'accompagnes s'il t'en fait la demande !
Et comme tu sais si bien le faire pour l'autre, tu sais t'aimer aussi, de façon inconditionnelle, à l'infini et sans jugement, avec passion.

Tu deviens aussi le Pardon Divin. Un pardon parfait, généreux, magnanime, clément.
Ressens donc ce que ton Pardon Parfait entraîne en toi.
Perçois toute la place que te laissent tes ressentiments envolés, tes haines oubliées, tes rancunes enfuies, quand tu deviens pardon.
Tu es pardon et tu te pardonnes aussi à toi-même, sans limite, sans attache. Le Pardon Infini !
Tu deviens léger, vide, lumineux. Tous tes recoins obscurs sont brillants de Pardon, d'Amour !
Tout cela rien que pour toi !
Profite de ce vide et mets de la joie partout en toi. Remplis le vide de rire, de bonheur, de lumière.
Tu deviens Lumière Divine. Regarde comme tu brilles !
Tu brilles de bonheur, de partage, d'innocence, de pureté !
Tu es l'Innocence, la Pureté. Celle qui accepte avec humilité sa raison d'être, sans faux-fuyant, sans fausse crainte.
Tu es l'acceptation de toi-même, dans toute ta pureté, sans tache, sans péché. Tu deviens l'innocence des nouveau-nés, purs, qui se contentent d'Etre sans se poser de questions !
La pureté du vide !
Tu te fais vacant pour te remplir des qualités de ton Dieu !

Prends conscience, maintenant, de ta Force. Tu possèdes la Force Divine en toi !
Tu es la Vie, le Souffle de vie qui pénètre partout et qui purifie tout sur son passage !
Le Souffle Parfait du commencement, du temps, du Cosmos !
Tu es UN ! Tu es entier car Dieu ne connaît pas la dualité, Il est parfait.

Donc tu es UN. Le même corps et le même esprit !
Ton Esprit Divin se retrouve, engainé dans un corps Divin, sans limitation d'espace, ni de temps.

Tu es l'Esprit ! L'Esprit Créateur !
Celui qui distille uniquement des Pensées Parfaites, Divines, des Pensées d'Amour, de Perfection, d'Unification.

Tu deviens la Foi qui soulève les montagnes, la Confiance en toi, inébranlable, celle qui fait marcher sur les flots, celle qui fait léviter dans les airs.

Tu es Le Créateur ! Tu façonnes ton corps selon tes propres désirs. Fabrique-toi, alors, un corps parfait, en pleine santé, entier, en pleine forme, sain de corps et d'esprit.

Tu possèdes maintenant le corps-outil le plus parfait qui soit. Un corps plein de ton Esprit Divin, un corps digne d'un Dieu, digne de Toi !

Où trouve-tu de la place pour de la souffrance dans toute cette présence divine et sacrée ?
Ta souffrance n'a plus aucune raison d'être dans un Dieu comme Toi !
Elle n'existe plus !
Tu es enfin libre !

10. TU ES LIBRE

As-tu déjà observé un petit enfant qui s'endort ?
Il s'agite un moment, pleure un peu, résiste, se frotte les yeux, puis lâche prise et d'un seul coup, s'endort !
Tout son corps se relâche et ses membres deviennent mous, souples.
Sa mère peut le mettre sur ses genoux, sur son épaule, dans ses bras, il ne réagit pas, il dort, insouciant, rassuré, complètement abandonné.
Il ne se pose pas de question sur l'existence, sur demain, sur hier, il dort confiant.

C'est cela : lâcher prise.
Lâcher prise, c'est faire confiance. Faire confiance à la vie, à soi-même.

Lâcher prise, c'est accepter l'inacceptable, en se disant : « Je laisse tomber, la vie me donnera la solution. »

Le lâcher prise va avec la confiance en son chemin, en son destin, en sa force intérieure.

Le lâcher prise ne s'accompagne pas de pensées négatives telles que : « bon, je laisse tomber, de toute façon il ne m'arrive que des ennuis ! »

Le lâcher prise ne s'accommode pas de paroles défaitistes, du genre : « je n'ai pas de chance, je n'essaie plus rien, je ne vis que des malheurs ! »

Le lâcher prise se déclenche avec une volonté délibérée de laisser faire le destin, de laisser la vie s'accomplir.

Le lâcher prise, c'est la foi en soi, la croyance en son esprit, en sa providence.

C'est comme une promesse formelle, certaine, garantie, évidente comme le jour se lève après la nuit.

C'est comme une insouciance légère, une assurance incontestable, une solidité personnelle inébranlable.

ASTUCE CLEF N° 10 : LE LACHER- PRISE !

1°) Le premier moyen pour lâcher prise : le RIRE.

Le rire ne s'apprend pas. Tous les hommes savent rire depuis leur naissance. C'est spontané !
Souvent, un rire déclenché entraîne une cascade de rire ou fou rire, difficile à arrêter. Plus le fou rire a démarré dans un moment solennel, plus il se prolonge et rebondit comme par un malin plaisir.
C'est comme la relâche d'une tension trop forte pour éloigner une pression stressante.
A ce moment, nous devenons joyeux et nos voisins, à leur tour, en entendant le rire, sont atteints de la contagion qui déclenche rapidement leur participation hilarante.
Tout le monde se tient alors les côtes, rit à gorge déployée, se plie en deux, se tape les cuisses et pleure de rire. Même morts de rire, nous continuons à rigoler ! C'est la relation sociale idéale, on se comprend sans parler, dans le rire. Tout le monde est joyeux et content de l'autre.
Le rire est une explosion qui libère le trop plein d'énergie, le stress, les idées noires.
Fais un feed-back sur toi-même et recherche la date de ton dernier fou rire.
S'il date de plus d'une semaine, il faut te reprendre en main.
Chaque jour tu dois trouver l'occasion de rire, aux éclats, au minimum, une fois.
Aux éclats, veut dire : se retrouver, les larmes aux yeux à se tenir les côtes.
Au début, il faut te forcer un peu, beaucoup même !
Commence par te poser cinq minutes, puis dis au fond de toi, avec la plus grande sincérité et la plus grande ferveur : « Je veux rire. Aujourd'hui je suis le rire, la joie exubérante ! »

Puis, lâche prise sur cette demande, que tu te fais à toi-même, oublie-la. Ton cerveau fera le reste.

Si tu veux t'aider un peu à débloquer ton rire, concentre-toi sur ta respiration.

Avec une respiration superficielle et ventrale, secoue doucement les épaules en disant : « Ha ! Ha ! Ha ! »

Fais chaque Ha ! Ha ! Ha ! en expiration. Inspire, puis expire à petits coups en disant : « Ha ! Ha ! Ha ! »

Accepte de te croire d'abord ridicule, gauche, bêta. Mais persiste dans le rythme, des Ha ! Ha ! Ha ! Puis ajoutes-y des grimaces, des mimes, de la gestuelle. Fais-le devant ton miroir !

Si tu n'y arrives pas tout seul, invite un enfant à le faire avec toi. Demande-lui de t'apprendre !

Ton rire se débloquera alors en un rien de temps.

Toutes les occasions sont bonnes pour rire à gorge déployée.

Pendant le rire, le corps devient plus léger, plus souple et l'énergie circule librement.

Le rire a des vertus incomparables et des effets bénéfiques sur notre corps.

Quand tu ris, tous tes muscles s'activent. Les muscles de ton visage et de ton cou se contractent et se relâchent.

Les muscles de ton thorax s'ouvrent en grand et se referment. Tu profites alors d'une respiration ample, renouvelant ainsi ta pleine dose d'oxygène.

Les muscles de ton abdomen s'étirent, se raccourcissent et font ainsi un massage à tes intestins. Ta constipation diminue !

Les muscles de tes membres participent aussi, car tu plies le dos en serrant les bras sur ton ventre et en te tapant les cuisses. Ta colonne vertébrale s'assouplit !

Ton muscle cardiaque s'accélère en douceur et permet l'oxygénation de toutes tes cellules.

C'est la meilleure des gymnastiques, la plus complète qui fait travailler toute ta masse musculaire.

En riant, ton corps accepte alors de lâcher prise et tu déclenches une détente profonde de ton corps.

Le rire te permet de jubiler. Tu éprouves alors une joie expansive, intense et interne.

Tes idées redeviennent positives et tu découvres un autre aspect de la vie, l'aspect du lâcher prise, ton corps devient tout mou.

Tu acceptes ta joie, ton rire.

Tu deviens la vie !

2°) Un autre moyen pour lâcher prise : vivre le moment présent !

Nous sommes dévorés littéralement par le temps. Le temps nous manque pour tout. Nous avons des horaires et des emplois du temps à gérer, à la seconde près, et nous remettons à demain, le temps d'être nous-même !

Nous accomplissons l'exploit de manger un repas en CINQ minutes.

Sortir de la spirale des : « je n'ai pas le temps ! », c'est comme ouvrir la fenêtre de ta chambre pour aérer.

La fenêtre que tu acceptes d'ouvrir dans ta vie te permet d'aspirer un grand bol d'air de ce présent qui, après un tourbillon, te recentre dans l'instant.

Tu réalises alors que ton décor, ton environnement, existent et se tiennent à ta disposition.

Regarde autour de toi et laisse-toi attendrir par les petits bonheurs de la vie présente.

Vivre le moment présent, c'est profiter du moindre rayon de soleil pour recharger tes batteries. N'hésite pas ! Dès que le soleil apparaît, installe-toi, sans lunettes de soleil, sans crème de protection et tend ton visage, ton corps vers le dieu-soleil, étiretoi. Pendant une minute seulement ! Une minute intense où tu te centreras sur tes ressentis.

Ressens la chaleur du soleil sur ta peau, en même temps que la sensation du vent ou du froid, selon la température.

Ressens tes pores qui s'ouvrent, aspirent le soleil et transforment la chaleur en minuscules gouttelettes de sueur.

Imagine, visualise, ressens que tu deviens le soleil, une immense boule jaune, orange que tu absorbes et qui sèche toutes tes difficultés.

Sens la force du soleil monter en toi à chaque inspiration.

Tu es alors envahi d'une force tranquille, calme, invincible, indestructible.

Tu deviens possesseur et maître de tous les bienfaits de l'univers !

Tous les jours ne sont pas ensoleillés chez toi, qu'importe !

Recherche une image lumineuse, une plage au sable blond inondée de soleil, une montagne au lever du jour, la campagne en automne, une cascade pétillante et fraîche, une piste de neige baignée de lumière. Tu en trouves de très belles sur Internet ou dans les magazines.

Peins ta cuisine en jaune et affiche tes images !

Pendant juste une minute, regarde une de tes images fixement, comme pour te fondre en elle. Installe-toi dans cette image. Ressens-toi dans l'image. Pendant cette minute, perçois, savoure la sensation du soleil qui te réchauffe, imagine la nature qui t'entoure.

En fermant les yeux, tu es présent dans cet instant de vie.

Essaie, c'est planant ! Puis reviens au moment du présent et retrouve ta cuisine avec ces meubles familiers, ses coins tranquilles. Cette partie rassurante du présent est à toi et ne demande qu'à manifester sa quiétude, maintenant, pour toi.

Commence à déguster le moment présent par petites doses. Chaque jour, donne-toi une minute pour prendre conscience de ton corps : sa position dans le lieu, sa forme, son poids, le contact des vêtements sur ta peau.

Juste pendant une minute. Réalise que tu respires !
Sans forcer ta respiration, prends conscience simplement de l'air qui entre par tes narines et qui en ressort.
Si tu fais uniquement cela, pendant UNE minute, montre en main, deux ou trois fois par jour ou au moment d'une sensation de fatigue, une bonne habitude s'installe en toi et, pendant cette minute, tu es dans le moment présent.
Aujourd'hui, il pleut ! Au lieu de râler et de te conditionner pour voir toutes les misères de la vie, prends tes distances vis-à-vis de la pluie.
La pluie n'est pas toi, si le ciel a envie de pleurer, c'est son problème.
La pluie fait son travail de pluie : arroser la terre !
Toi, fais ton travail d'être humain : rechercher le bonheur !
Ecoute le bruit de la pluie. Ecoute d'une oreille attentive comme un mal entendant qui retrouve l'ouïe. Ecoute ! La pluie joue une musique ! Imagine, maintenant qu'elle inonde la terre de gouttes de paix !

Chaque fois que tu prends conscience de ton corps et de ta respiration, tu es dans le moment présent, ici et maintenant. Ecoute alors autour de toi les différents bruits qui t'entourent.
Pendant tout le temps où tu es à l'écoute de ton corps et des sensations qu'il ressent (bruits, mouvements, etc.) ton cerveau est concentré sur toi-même et sur le moment présent. Plus de place ni pour le passé, ni pour la souffrance due aux souvenirs, ni pour le mal-être ! Tout cela s'évanouit !

Vis le moment présent. Mets ta conscience dans la danse, le rire, la joie, la respiration, la méditation.
Investis-toi dans un sport, joue d'un instrument de musique, fais l'amour. Tous ces actes te permettent d'être dans l'instant présent.
Fais tes activités en t'investissant dans cet acte, avec une conscience aiguë de toi et de tes mouvements.
Amuse-toi à découvrir une partie de ton corps. Prends le temps

de regarder ta main. Soulève-la et mets-la à la hauteur de tes yeux. Tourne-la dans un sens, puis dans l'autre, avec concentration, pour ressentir le mouvement de ton poignet qui pivote.

Remarque la texture de la paume de ta main. Vois les nombreuses lignes qui la sillonnent.

Observe le mouvement de tes doigts qui s'ouvrent et se referment, qui bougent.

Comme si cette main ne t'appartenait pas, découvre sa couleur, ses plis, sa chaleur, la taille des doigts, la forme des ongles.

Aperçois-tu tes veines sous ta peau ?

Sens la vie qui circule dans ta main. Tu ressens comme le fourmillement de la circulation du sang.

Prends conscience de ton trésor, que ferais-tu sans ta main ?

Si tu portes ainsi ta conscience sur chaque partie de toi, tu réalises alors l'importance de ton corps et sa perfection.

Grâce à ta conscience, au même instant, te voilà ancré dans le présent : tu commences à prendre soin de toi.

Pense à t'offrir des pauses plaisir. Le plaisir d'être en toi.

Sois pour toi-même la personne la plus importante qui existe.

Sois amoureux de toi-même et fais tout pour te conquérir. Offre-toi des bains moussants avec une ambiance tamisée, des bougies odorantes, de la musique douce, des huiles essentielles.

Offre-toi une soirée repas aux chandelles, pour le couple, pour la famille ou pour toi tout seul, avec musique d'ambiance, repas simples et délicats, sans attendre de grandes occasions !

Cherche et provoque les occasions pour changer la vie en fête permanente ! Pas ces fêtes « débauches -orgies », ni ces fêtes « quel temps fait-il ? Et votre travail ? Je vais bien et vous ? »

Mais une fête comme un enfant qui reçoit son cadeau de Noël. Une fête comme une joie d'enfant : pure, forte, vivifiante, saine, joie de vivre !

Une joie comme un footballeur marquant le but final qui fait gagner son équipe. La joie le transporte pour courir sur tout le terrain et

sauter dans les bras de chaque joueur en l'embrassant ! Il est dans le moment présent !
Toi aussi, ta joie va t'ancrer dans le moment présent.
Que ta joie t'incite à accepter la vie et à la remercier !
Remercie pour tout : ce souffle qui te pénètre chaque seconde, ce cœur qui bat vaille que vaille, ces mains qui prennent et tendent, ces pieds qui te font avancer, tes expériences de vie qui te grandissent !
Remercie l'univers, remercie la vie, remercie la nature. Remercie-toi. Plus tu remercies, plus ta vie va en s'améliorant.
« Merci ma vie, demain sera encore meilleur, parce que je le veux ! »
« Merci à moi-même pour ce moment présent que je m'autorise à vivre et à respirer ! »

3°) Troisième petit moyen pour lâcher prise : la solitude à deux avec toi et toi-même !

Accepte d'être seul avec toi. Une minute par jour, pose-toi quelque part tout seul. Commence par le faire pendant une minute, puis augmente le temps de ton isolement.
Dans la nature ou dans ta chambre, essaie de ne plus parler, ne plus penser, ne plus bouger.
Joue à la statue ! Ne fais plus rien !
Résiste au début à cette peur qui te fait gesticuler et, une minute seulement, sois seul avec toi.
Au début, passe une musique de ton choix, en sourdine. Puis quand tu ne te fais plus peur, éteins la musique.
Pour t'aider, commence par t'installer confortablement. Choisis une position agréable pour ton corps.
Ensuite, prends une bougie. Allume-la et concentre-toi sur sa flamme. Ne vois que cette flamme ! Fixe-la, le regard dans le vague et la tête vide.

A chaque fois qu'une pensée te vient à l'esprit, donne-lui simplement un nom : « Pensée de joie », « pensée de peine », « pensées de travail »

Reviens, sans cesse, sans forcer, à la flamme de la bougie en prenant conscience de sa forme, de sa couleur, de ses mouvements. Si tu veux, remplace la bougie par un autre objet qui t'inspire.

Tu peux aussi, pour t'aider, choisir un mot simple. Prononce ce mot au fond de toi. Exemple : le mot détente.

Installe-toi dans le silence et l'isolement, répète le mot détente, en toi. Dis-le à intervalles réguliers, d'un ton neutre, sans t'accrocher au mot.

Des pensées surgiront, mais laisse-les venir et repartir sans chercher à les retenir.

Reviens, simplement, à chaque fois à ton mot : détente. Peu à peu tes idées se calmeront et tu profiteras de ta détente.

Laisse le calme t'envahir ! Laisse ton corps et ton cerveau s'apaiser !

Toutes les tracasseries de ta vie et toutes les agitations qui grouillent à l'intérieur de toi, vont s'estomper.

Comme un site de la nature que tu déciderais de nettoyer, enlève toute cette pollution interne et laisse l'oxygène circuler dans ton corps et ton esprit.

Le mur qui s'élève entre toi et toi-même, va s'effriter doucement et laisser la place à une clarté bienfaisante.

Laisse tomber les épaules et profite de cet instant miracle de paix avec toi !

Donne le temps à ton cerveau de s'habituer à ce mode de fonctionnement.

Ne t'attends pas à faire taire tes pensées en une seule séance.

Ton cerveau, accoutumé à penser sans cesse, doit lentement comprendre ce que tu attends de lui et accepter ton silence.

Laisse-lui le temps.

Si tu le contrains, par la force, à changer de conduite, il risque de s'affoler et ce temps de méditation perdra son bénéfice.

Autorise-toi à prendre le temps !
Peu à peu, tu t'aperçois que tu arrives à stabiliser le silence en toi. Tu réussis à ne rien faire et tes pensées se calment, se taisent, s'endorment, le temps de te ressourcer, le temps d'être présent pour toi !
Tu ressens les bienfaits de cette séance de méditation, en la pratiquant régulièrement.
Tu es plus tranquille, moins inquiet, moins pressé.
Tu t'endors plus facilement et tu dors plus longtemps.
Tu poses un regard différent sur les choses qui t'entourent.
Après quelques séances régulières de méditation, tu t'habitues à être présent en toi, sans te juger, sans te nier.
Tu changes ta relation avec tes pensées profondes.
Tu acceptes tes émotions et tu aiguises tes sensations du moment présent.
Tu prends conscience de ton silence intérieur, de ta paix personnelle.
Tu lâches prise et en même temps tu es présent dans l'instant.

4°) Quatrième moyen de lâcher prise : Créer.

Recherche en toi le plaisir de créer.
Fais rejaillir en toi tes talents.
L'Homme symbolise le créateur.
Créer est synonyme de liberté, d'évasion.
Créer t'autorise à jouer avec des matériaux, des idées, des rêves.
Les loisirs créatifs augmentent de plus en plus. A toi de trouver ton bonheur.
Invente à partir d'une plume d'oiseau, d'une poignée de sable, de terre, d'argile, de feuilles des arbres, de bois, de plastique, de tissus, de fil, de papier, d'images, de mots, de notes de musiques, de perles, d'ingrédients culinaires.

Crée pour toi, invente pour ton plaisir. Accepte ton inspiration comme elle se présente, sans vouloir atteindre la perfection.
Laisse l'artiste qui dort en toi se manifester dans ta sensibilité.
Pour t'exprimer, oublie toute valeur marchande et reconnais ta valeur personnelle que tu peux partager selon ton goût !
Dans chacune de tes créations, un peu de toi se révèle et se dit aux autres.
Tu offres à ce moment le meilleur de toi.
A travers tes œuvres, tu donnes l'expression de ton art personnel, ta manière de percevoir les choses et le plus beau en toi.
Ton travail manuel englobe ton toi tout entier. Il devient l'expression de ton plaisir, de tes ressources.
C'est l'équilibre parfait de ton corps, de ton âme, de ton esprit, de ta spiritualité, de tes émotions.
Ton imaginaire et ton intime profond deviennent générateurs de vie, de sensibilité, de créativité.
Toutes tes tentatives d'oeuvres, des plus timides aux plus téméraires, reflètent un don de toi, un don du noble de toi.
Cherche bien et tu trouveras ce qui t'attire le plus comme activité.
Pour reconnaître l'activité qui te convient le plus, observe-toi !
Comment réagis-tu pendant cette activité ?
Dirige-toi vers les activités qui te calment, qui t'apaisent, qui te font oublier le temps.
Une activité bien choisie, un travail manuel adapté distille en toi une fierté qui te revalorise.
Pendant cette activité, ressens si tu es en paix avec toi-même.
Tu vis, dans ce temps de création, un moment intime de paix, de réalisation de toi, de réconciliation profonde.
Ecarte les fabrications, les conceptions et les expressions conventionnelles pour la création de ton objet.
Sors des sentiers battus !

Admets, ensuite, cette magie en toi qui dévoile le mystère et le dynamisme de tes pouvoirs.

Tu es un esprit créateur.

Révèle-toi, dans le calme, la paix, la plénitude.
Ton instant artistique, loin d'être un gaspillage de temps, te centre dans ton présent, dans le moment de l'action vécue.
Profite de l'intérêt personnel de tes créations naissantes ! Emotions, conflits, souvenirs, rêves se dénouent et vident la place, pour ton pouvoir artistique, ta richesse d'être.
Ton art deviendra, qui sait, une passion.
Tes potentiels et ton inspiration montrent la présence de l'Esprit.
Pour que ton Esprit s'exprime, pendant tes réalisations, tu acceptes de lâcher prise et ta création apparaît alors comme un diamant pur dans son écrin.

5°) Cinquième moyen de lâcher prise : chanter.

Dans les nuits de la création, de grandes ombres bleutées se balançaient, en quête des mystérieuses résonances qui rebondissaient contre la paroi de l'habitacle.
Les sons s'enveloppaient d'harmonie et vibraient depuis le grave de la gamme jusqu'à l'aigu fragile du cristal.
Les vibrations recherchaient des consonances spirituelles pour vriller en spirales d'énergie frémissantes.
Le chant de l'Homme s'expulsa alors de sa matière charnelle.
Ainsi naquit la voix !
Le son enveloppant trouva un écho. Se liant aux notes de musique, il éclata en un chœur magistral, puissant révélateur de la vie.
La voix des Hommes se fit entendre. Leur expression intime, leurs sentiments, leurs pensées se changèrent en sons, en mots, en notes, en ondes musicales.

Leurs cordes vocales vibrantes laissaient échapper des ondulations parallèles et croisées qui se rythmaient en une profusion de tonalités, tour à tour puissantes, émouvantes, apaisantes.

A cet écho de lui-même, l'Homme se laissa alors envahir de joie pure, d'enivrante sensation, d'émotion totale.
Il se tenait triomphant, en parfaite harmonie, être suprême face à sa divinité.
Son corps se fit diapason et fréquences ondulatoires.
Son corps se fit tambour et résonance.
Son souffle frémit sur son canal intérieur et s'offrit en mélodies frissonnantes et cristallines.
Le chant réinventa alors la douceur, l'harmonisation, le tempo, les reflets musicaux aux lueurs changeantes.
Les peuples de l'univers captèrent chacun leur chant. Dès lors, tradition, douleur, larmes, prières, joie, amour, traduisirent en rythme les émotions des hommes.

Comme eux, trouve tes accords parfaits avec toi-même.
Vibre en accord majeur, régénère-toi en accord mineur.
Laisse le vide respecter tes silences et tes soupirs sur la partition de ta vie.
Chante, chante, chante !

Chante, dans ta cuisine ! Chante dans ta salle de bain !

Chante à tue-tête ! Chante en sourdine ! Chantonne !

Pendant tes chansons, tu seras en conversation intime avec toi.

Tour à tour, joyeuses ou tristes, tes mélodies expulseront de toi tes maux et te libéreront !
Quand tu chantes, tu te remplis d'air, ta respiration s'amplifie et

devient respiration ventrale. Tu es donc en état de relaxation et totalement décontracté.
Comme tes muscles sont sollicités lors du chant, tu profites d'une gymnastique douce et musicale.
De plus, les paroles de tes chansons se servent de tes images mentales pour te représenter.
Des sentiments, des émotions affluent en toi et se déroulent comme un long ruban argenté, pour s'évanouir hors de toi par ta voix.
Tu te libères de tes émotions. Accepte !

Lorsque tu chantes des paroles tristes, tu reconnais tes douleurs et tu les autorises à sortir de toi.
Quand tu chantes des paroles de joie, tu plonges ton esprit dans un bain de bonne humeur et d'allégresse.

Chante seul, chante en chorale, chante tout le temps !

Tu retrouves ta confiance en toi et ta timidité s'évanouit.

La musique et les chants t'équilibrent. Par leur pouvoir vibratoire, ils ré-harmonisent ta circulation énergétique et le fonctionnement de tes organes.
Le chant te ramène à ta nature profonde, primitive et à tes ressentis.
Alors, résonne de tes chants, lâche prise et vibre de toutes les cordes instrumentales de ton corps.

6°) Sixième moyen de lâcher prise : la danse.

Deviens fluide, deviens mouvements, deviens balancements !
Ta danse libère ton expression corporelle avec ses rythmiques, sa gestuelle, son ancrage dans l'espace de tes membres, de ton corps.

Ta danse te soulage des tensions accumulées dans ton corps. Tous tes nœuds se défont et la fluidité de ton corps t'imprime une légèreté chaloupée.

Habite ton corps, utilise-le en sentant ton équilibre et tes mouvements.

Mets ta conscience dans ton corps.

Prends conscience de ce corps objet, matériel et vivant qui obéit à tes demandes et à tes désirs gestuels.

La première danse du nourrisson est le bercement du ventre de sa mère au son du rythme de son cœur.

Cette pulsation s'imprègne en lui et la danse devient innée.

Le rythme de la danse te possède et se déclenche en même temps que l'énergie de la pulsation du son. Accepte-le !

Danse pour te faire plaisir, pour te faire du bien.

Laisse-toi aller, lâche prise, laisse parler ton corps.

La participation de ton corps à la musique permet l'émission d'un langage gestuel qui communique au-delà des regards, au-delà des mots.

Positionne-toi dans ta danse, installe-toi dans ton corps avec aisance.

Mets-toi en état de disponibilité, de vacuité pour accueillir le rythme en toi, recevoir le simple plaisir du mouvement cadencé.

Quand tu danses, tu communiques avec toi et avec l'autre. Tu partages le regard, le son, le toucher.

A travers tes sens, tu fais passer des émotions, des échanges. C'est ton langage corporel !

Accepte l'interaction avec l'autre et avec toi.

Débarrasse-toi de tes raideurs physiques et sociales.

Si la timidité te bloque, exerce-toi, d'abord seul chez toi. Sur le tempo qui te plaît, déhanche-toi à l'abri des regards et laisse le rythme t'envahir. Rejette un peu de tes interdits, un peu de tes préjugés.

Utilise ce moment comme un passe-temps physique et tonique, mais approprie-toi ton corps.

Laisse-le s'exprimer, il a hâte de se dire.
Il rêve de devenir comme une branche se balançant au gré du vent.
La danse fait appel à toutes les ressources de ton corps. Tes membres sont sollicités, tes hanches réagissent. Ta nuque et ta tête participent aux mouvements. Orteils et doigts se dégourdissent et surtout tes pensées se dérident. Alors donne-toi, à cœur joie !
Ton corps immobile et rigide, s'ennuie.
Il retient tout le négatif quotidien et se fige dans une prostration synonyme de mort.
Mais ton corps, c'est d'abord la vie, d'abord le mouvement, l'action, la progression.

Ton corps aspire à retrouver sa place d'être et comme la nature, il tend vers le déplacement dans l'espace.
La mer suit ses vagues et ses marées, l'air souffle son vent et ses alizés, ton corps s'exprime dans la respiration, le geste et la danse.
Garde toujours un regard neuf sur ton corps et admire-le dans sa perfection.
Ne le confine pas dans un carcan rigide, laisse-le s'épanouir et s'embellir dans la joie de vivre.

7°) Septième moyen de lâcher prise : la prière.

A chacun sa conception de la prière.
Si, pour toi, la prière est une litanie répétée, chapelet en main et que cette litanie t'apaise, excellent ! Continue, encore et encore.
La prière utilise le mot Dieu ou Jéhovah ou Allah ou Jah.
Mais qu'importe, quand nos mains se joignent, nos genoux se plient, nos corps se prosternent, nous reconnaissons le spirituel en nous.
Nous arrêtons de nous débattre, nous nous inclinons. Nous nous

nourrissons d'espoir, d'espérance d'un monde supérieur, d'une vie meilleure.

Nous acceptons l'idée de faire partie d'un tout, d'un grand univers, d'une énergie divine.

Le travail spirituel commence par la prière.

En priant, nous nous unissons à cette énergie universelle qui nous aide à évoluer.

La vie n'est pas statique.

La vie évolue, bouge, progresse.

La vie, et les hommes avec, doivent atteindre le sommet de la perfection programmée depuis la nuit des temps.

L'amélioration de nos actes, de nos pensées, doit se produire tôt ou tard.

Nous en sommes convaincus dans le plus intime de nous.

Quels que soient les peuples, les races, les ethnies, les individus se tournent toujours vers leur Dieu, leur Totem, leurs fétiches.

La prière et le travail spirituel nous ressourcent, épanouissent notre âme et la replacent dans une autre dimension que celle du quotidien.

Dans les rencontres avec notre Dieu, nous trouvons, lumière, beauté, pureté, force de vivre, courage et espoir.

Le travail spirituel, fait en groupe religieux ou seul, accroche chacun à des vibrations divines qui nous grandissent.

Nous recherchons alors à donner de l'amour, à être altruiste, à partager.

Nous considérons l'autre comme un frère à aimer et à épauler.

Notre vie se transforme et s'améliore. Nous regardons la vie autrement.

Nous acceptons que notre lumière interne nous illumine et éclaire notre quotidien sur un nouvel angle

Nos actes, nos expériences de vie, nos chemins prennent alors un sens différent, plus profond, plus intense, plus translucide.

Chacune de nos épreuves dévoile son utilité et le trouble du canevas de notre vie se clarifie.

Tout, dans notre cheminement, a un sens, une importance, une utilité.

Chaque réussite, chaque échec, chaque expérience nous consolide dans notre progression et dans notre perfectionnement.
Il en est ainsi.
Irrémédiablement, nous devons nous améliorer.
La prière nous y aide en douceur.

Prier demande aussi de savoir se mettre en état de recevoir.
IL faut alors savoir se taire, lâcher prise, accepter l'inacceptable, pardonner l'impardonnable, déposer tous nos fardeaux, pour laisser la place à notre Dieu personnel.
La prière c'est aussi un silence, une confiance, un abandon à la vie.
La prière, c'est dire de bon cœur : « Comme il fait beau, ce matin ! » Tu reconnais alors les bienfaits de ton Dieu et tu vois tous ces petits bonheurs dont Il t'entoure.

La prière, c'est toi qui trouves un chemin, une voie, une vérité dans ton quotidien.

La prière, c'est abandonner la pensée que l'humain reste un être pêcheur, méprisable et périssable, pour rechercher sa divinité et l'élever bien haut vers son origine d'Etre Créateur.

La prière, c'est pardonner mais surtout ne pas juger. Ne juger ni soi ni son prochain.
Comme la journée internationale de la femme, comme la fête des pères, comme la journée de lutte contre le sida, nous devrions instaurer la journée mondiale du « sans jugement ».
Une journée où nous accepterions les autres sans les juger, de façon neutre, ni jugement négatif, ni jugement positif.
Simplement dire : « Il a fait avec son degré de connaissance ».

Prends l'habitude de prier.
Laisse juste un instant pour cela dans ton emploi du temps.
Prends rendez-vous avec ton Dieu et retrouve-le régulièrement pour te ressourcer, pour t'encourager, pour te transformer.
Ce travail de maîtrise de ton âme, te pousse à un retour sur toi-même.
Le travail spirituel te renvoie à ton image divine de toi, ton image de ta ressemblance avec Dieu.
La prière régulière transforme obligatoirement ton âme, ton mental, tes pensées.
Ton cœur divin te réunifie et tu te découvres dans ta divinité, humble et tranquille.
Tu t'élèves alors au-dessus de ta situation de petite créature terne et mortelle.

Tu deviens Dieu !
Petit Dieu aimant et bon, petit Dieu recherchant sa perfection.
Petit Dieu retrouvant sa place dans notre vaste univers d'amour !
Petit Dieu deviendra grand avec le temps, l'expérience, l'assurance personnelle et le désir manifesté.

La prière, même si tu es athée, c'est de croire en toi.
Tu crois en toi, tu es fier de toi, tu sais que tu possèdes la force de faire, alors tu es en état de prière !
Tu pries car tu t'élèves au niveau du créateur, au niveau de l'humain qui crée sa vie, jour après jour, tout seul comme un Dieu !
C'est le plus bel acte de foi et de divinité de l'homme que de croire en lui.

11. SOIS RICHE DANS UN MONDE MEILLEUR !

Observons maintenant nos convictions les plus inébranlables, basées sur nos expériences et nos habitudes sociales !
Jetons un regard sur notre rapport avec l'argent !
Restons pour l'instant en mode social actuel.
Tous, nous parlons en termes de manque, de pénurie !
Nous discutons de notre pouvoir d'achat avec des mots tel que : diminution, arrêt, blocage.
« La monnaie courante est chère et s'en va très vite. » « Nous ne pouvons plus faire d'économie et notre pécule s'en va en fumée. »
« Nous n'avons plus d'argent ! »
Nous luttons et faisons des grèves pour faire connaître nos points de revendications, pour partager avec les autres tout ce dont nous ne voulons plus.
Nous ne voulons plus de cette pauvreté, nous refusons nos salaires de misère et nos salaires minimums, nous ne voulons plus nous priver ni nous serrer la ceinture.

Remarquons, en fait, que plus nous constatons notre état de manque et de pauvreté, plus notre cerveau et nos situations de vie nous confirment ces états en nous.
C'est formidable, ce désir qui habite en nous de vouloir changer les choses et de vouloir que la situation financière de tous s'améliore !
Ce désir est positif et puissant et nous devons le garder et l'exploiter !
Nous devons vraiment faire des grèves pour partager nos idées avec tous et changer les choses !

Nous devons faire la grève des pensées négatives !

L'idéal serait de passer à la réalisation de nos désirs grâce à notre nouvelle attitude face à l'argent.

Notre relation avec l'argent doit s'équilibrer au moyen d'un mode vibratoire positif !

Avant d'aller plus loin, interrogeons-nous !

A quoi sert l'argent ?

A circuler librement ! Librement c'est-à-dire pour tous !

Nous voulons de l'argent ? Mettons-nous dans la peau d'un individu riche !

« Je suis riche ! Je marche comme un riche ! »
- Avec le dos droit car je suis fier de moi !
- Avec les épaules relâchées car j'ai confiance dans la vie, elle me gâte !
- Avec la tête haute car toutes mes dettes sont réglées !
- Avec le regard satisfait car humblement et généreusement j'aide les autres avec mon argent circulant, en m'investissant dans des achats et dans des actions financières, sociales et boursières ! »
- Avec un sourire heureux car je réalise tous mes désirs matériels : je suis comblé, j'ai toujours les moyens financiers pour combler mes besoins.

« Je suis riche ! Je parle comme un riche ! »
- Avec une assurance positive !
- Avec un langage de force et de pouvoir créatif !
- Avec des idées de partage et de libre circulation des richesses de la planète !
- Avec une confiance inébranlable dans mon destin ! »

« Je suis riche ! Je pense comme un riche ! »

J'ai de l'argent pour réaliser tous mes bons désirs !

J'achète une maison. La maison de mes rêves !

Je l'imagine dans ma tête, je la dessine sur une feuille, j'y mets tous les détails, tout le luxe dont je voudrais m'entourer !

Mon intuition de riche me demande de faire un emprunt à ma banque !

Avec le remboursement de ce prêt et de ses intérêts, la banque pourra payer ses employés, en embaucher d'autres, distribuer aux salariés des primes de rendements, faire des fêtes pour maintenir la cohésion de son personnel et augmenter les profits par des challenges réussis et fructueux.

La banque pourra aussi accorder des prêts à d'autres clients qui pourront, à leur tour, participer au marché financier en réalisant leurs bons désirs et en achetant dans différents commerces qui, à leur tour, paieront leurs employés, leur donneront des salaires, des primes.

Ces employés, eux aussi, voudront construire la maison de leur rêve et se rendront à la banque pour faire des emprunts, qui rapporteront à la banque de l'argent circulant !

Tous ces gens en désir de création d'habitat, contacteront ensuite des cabinets d'architectes et des sociétés de constructions en bâtiments.

« Quand le bâtiment va, tout va ! »

Ce sont autant de maçons, de charpentiers, de plombiers, d'électriciens, de menuisiers qui, à leur tour, paieront leurs achats au supermarché, leur prêt à la banque, leurs impôts.

Ces impôts de tous les habitants de la planète seront versés à tous les Etats de la terre, qui, entourés de l'énergie de nos vibrations positives, se feront un plaisir immense de voter des lois sociales en faveur du peuple :

• Augmentation des salaires

• Baisse des loyers

• Rénovations de l'habitat

• Accessibilité pour tous aux logements

- Départ à la retraite à cinquante ans

- Embauches, de façon massive, de jeunes qui apporteront des idées modernes et enrichissantes aux entreprises

- Investissement des seniors, jeunes retraités pour des actions sociales positives

- Nouvelle notion des services des ASSEDIC qui remplaceront leur ambiance de manque, de déprime, de suspicion, leur questionnaire policier de contrôle de recherche d'emploi par des visualisations en groupe, d'entraide à l'échelle mondiale, par des images mentales et soutenues de travail épanouissant, de richesse, de pouvoir d'achat retrouvé.

- Maintien et embauche de professeurs et de formateurs en pensée positive dans les écoles.

- Remodelage des programmes scolaires en faveur de l'apprentissage de la revalorisation personnelle, de l'apprentissage de la création positive délibérée, de l'apprentissage de l'estime de soi, de l'apprentissage de mise en place des pensées positives.

- Adaptation de concepts alimentaires pour une population en pleine santé, et pour un partage équitable des denrées alimentaires. Le surplus serait offert aux pays dans le besoin.

- Nouvelle approche de la médecine accompagnant les patients (et non plus les malades), dans une démarche de prise en charge de leur santé par des visualisations positives, par des énergies vibratoires de vitalité, par des pensées d'amour du corps, par des recherches de situations de vie apaisantes et satisfaisantes.

- Accompagnement des marginaux par des créations d'ateliers

dans chaque quartier. Créations d'atelier de vibrations positives et de pensées créatrices de bonheur, de richesse, de joie, de rire, de partage.
Tout le monde y gagnera car les vibrations émises dans ces ateliers éclabousseront sur tous les pays.

-Mise en place de concours pour les médias avec attribution de prime pour les informations les plus positives retransmises ou écrites.

-Participation de tous au renouvellement des énergies de la planète. Nos pensées vibratoires positives manifesteront une nature saine et généreuse, avec des énergies pour tous en quantité et en qualité suffisante.

N'est-elle pas belle ma réalité ?
N'est-elle pas moins tristounette que celle de notre société actuelle ?
Elle ne coûte que quelques pensées positives !

Je vois d'ici les esprits chagrins parler d'utopie, de rêve, d'imagination débordante !

Je m'empresse, dans mon cerveau et dans mes vibrations, de les remplacer par des citoyens qui se rendent compte qu'ils n'ont rien à perdre d'essayer et qui se lancent le défi de leur vie : participer au changement du monde !

Puisque nous n'arrivons pas à améliorer les choses par nos visions réalistes, essayons les énergies des vibrations positives !
Nous pourrons enfin dire que nous avons vraiment tout essayé !

Le plus urgent reste de réaliser qu'une idée positive, à elle seule, possède un effet vibratoire, isolé, modeste et minime.

Un ensemble de pensées vibratoires émises par un groupe d'individus, par une population, par un peuple entier et motivé change la face du monde !

Sans d'autres efforts que de penser, il est venu le temps d'accepter nos pouvoirs.
Il est venu le temps de se positionner en tant que créateur.

12. VIBRE !

Maintenant que te voilà bien avancé dans ta lecture, je t'entends d'ici, maugréer et grogner :
« Si elle croit que c'est facile !
Même pas le temps de manger, je dors mal, je m'alimente mal, je pense mal, je respire mal.
Les autres m'agressent.
Mes enfants sont difficiles, je dialogue mal ou pas du tout avec eux et encore moins avec le reste de la planète.
La pollution nous bouffe. La terre est en danger. La politique ne change rien. Les pauvres sont toujours aussi pauvres et les riches profitent de la vie.
Des enfants meurent de faim dans le monde, d'autres sont en régime amaigrissant.
Je suis au chômage.
Mon appartement deux-pièces déborde de meubles à remplacer et la famille s'y croise en étrangers.
J'ai même découvert mes premiers cheveux blancs !
Et celle-là voudrait que je m'épanouisse, que je prie, que je chante, que je danse, et même que je vibre.
Voilà autre chose ! »

Eh bien, oui ! Je veux que tu vibres !

Car c'est en vibrant que tu changeras ton appartement et tous ceux qui s'y côtoient.
C'est en vibrant que tu chanteras.
Je veux te convaincre que tu détiens le pouvoir de changer ta vie.
Je veux te convaincre au point que tu en fasses ta nouvelle passion.
Certains ont la passion du football, d'autres la passion du jeu.
Moi, je veux t'inoculer la passion du changement de vie.

Je veux que, debout, dans ce moment présent où tu me lis, je veux que tu choisisses de te réaliser.

Je souhaite de tout mon cœur, de toutes mes forces, que tu envisages ton avenir à ta façon à toi.

Que tes désirs les plus prodigieux se réalisent !

Que ton lendemain soit celui auquel tu rêves !

Pour que cela se réalise, tu dois faire le petit effort de vibrer. La récompense en vaut la peine !

Pour maintenir ta passion du changement de vie, il te faut trouver un équilibre de vie.

Ne va pas tout casser, tout briser.

Accomplis le changement en douceur.

Au début, tu as l'impression de piétiner, puis tu t'aperçois que les miracles se réalisent de plus en plus et de plus en plus vite.

Ton harmonie avec toi-même dépend juste de ta façon de penser.

Aussi, en tout premier lieu, pour obtenir un changement de vie, débute par le changement de ta manière de penser.

Tu vois, ça ne te prend pas de temps d'arrêt !

Tu sais penser sans t'arrêter, tu le fais tout le temps.

Considère donc d'abord ton degré d'énergie, ton degré de force, ton degré de puissance.

Tu possèdes un niveau de vigueur, de vitalité, d'envie, de désirs, qui habite en toi et qui te permet de fonctionner, de vivre, de faire des projets, de t'accrocher à la vie, même quand tout s'écroule.

Ces niveaux d'ardeur et de dynamisme, nous pourrions les imaginer en toi comme des vibrations.

Lance une pierre dans l'eau et observe les ronds dans l'eau : ce sont des vibrations.

Tire un élastique entre tes doigts et relâche une extrémité : le mouvement de retour est une vibration.

Pince une corde de guitare : regarde et écoute, c'est une vibration.

Appuie sur la touche d'un piano : le son est une vibration.

Les vibrations résultent de petits gestes qui, une fois déclenchés, donnent des mouvements intenses, d'une ampleur décuplée, suivis de résultats prodigieux.

Si, comme sur une guitare, tu vibres sur tes cordes aiguës-émotionnelles-positives, tu obtiens un son et des houles de manifestations aiguës amplifiées, qui te conduisent inexorablement vers des résultats positifs de joie et de bonne humeur.

Si tu choisis de pincer tes cordes graves de vibrations négatives, tu reçois en retour des manifestations sonores, graves, amplifiées, mais négatives.

Dans la vie, sans nous en rendre compte, nous avons tendance à vibrer toujours sur nos cordes sérieuses, graves, négatives, en acceptant, sans remettre en question, les sacro-saintes vérités de l'humanité.

Chacun de tes désirs, chacune de tes idées sont des vibrations.

Ton corps lui-même est vibration !

Ton sang qui circule dans tes veines imprime dans ton corps un mouvement d'échanges de composants : ce sont des vibrations.

Que tu le veuilles ou non, tu vibres.

Maintenant, il faut chercher à vibrer aigu, joyeux, positif.

Toutes ces vagues de pensées qui oscillent sans cesse en toi, doivent te permettre d'augmenter tes vibrations pour les rendre performantes.

En utilisant un escalier de vibrations émotionnelles, tu peux varier l'intensité de tes émotions et de tes désirs.

En banalisant toutes tes émotions négatives, tu gravis les marches de ton escalier de vibrations émotionnelles, en visant toujours le sommet.

Imagine que ton escalier est une partition musicale et que les paliers sont comme des gammes.

En débutant par les sons graves, tu te diriges inexorablement vers les sons aigus, pour composer une mélodie équilibrée.

En focalisant sur toutes tes émotions positives, de joie, d'espoir, de bonheur, de rire, de chant, de danse, tu grimpes, note après note, les marches de ton escalier musical et tu te places au sommet de ta forme émotionnelle.

Pour créer ton avenir meilleur que ton présent, accepte ton présent, mais pas comme une situation non évolutive, plutôt comme une plateforme vers ton avenir.

C'est sur cette plateforme que tu dois décider de tes choix d'avenir et que tu dois vibrer positif, pour que ces choix se réalisent.

Avec l'intensité de tes vibrations, tu attires alors une énergie, vers toi.

Toute la puissance de l'univers se dirige vers ton avenir et œuvre pour réaliser tes désirs.

Il y a alors comme un transfert de l'énergie cosmique vers toi.

Prends donc l'habitude de vérifier, à chacun de tes désirs, à quel niveau d'émotion tu te trouves.

Retourne à ton cahier, à ton journal intime, à ton blog.

Dessine un escalier avec des marches de vibrations émotionnelles.

Quand tu désires très fort une situation, écris son nom sur le palier supérieur de ton escalier.

Chaque fois que tu penses à ton désir, marque les réflexions déclenchées en toi, sur la marche d'escalier correspondante.

Pour vibrer en positif, tu dois atteindre le palier supérieur. Puis, dès que tu atteins le palier numéro un, garde toujours uniquement des pensées de ton désir réalisé.

Exemple 1 :

Tu désires très fort réussir à un examen. Tu étudies mais, tu as besoin d'un soutien mental.

Dessine ton escalier de vibrations émotionnelles.

Tes marches vont du numéro dix, tout en bas, jusqu'au numéro un, tout en haut.

Au-dessus de la marche numéro un, tu pourrais écrire :

« EXAMEN REUSSI »
en gras, en lettres majuscules et en rouge.

Dès que tu as une pensée pour cet examen, tu la notes. Commence par la pensée la plus négative et termine par la pensée de réalisation de ton désir !

Tu peux réaliser autant d'escaliers de vibrations émotionnelles que tu veux !

- Sur la marche numéro dix, il se peut que tu écrives : « Je n'y arriverai jamais ! »

- Sur la marche numéro neuf : « Cet examen me stresse ! »

- Sur la marche numéro huit : « J'ai encore trop de révision en retard ! »

- Sur la marche numéro sept : « Je suis à l'aise, maintenant, dans beaucoup de matières. »

• Sur la marche numéro six : « Je maîtrise très bien les mathématiques.»

• Sur la marche numéro cinq : « Le travail en groupe m'a permis de combler mes lacunes. »

• Sur la marche numéro quatre : «J'explique à mes amis des notions importantes et je peux ainsi réviser. »

• Sur la marche numéro trois : « Je me sens plus à l'aise en pensant aux épreuves. »

• Sur la marche numéro deux : « J'ai déjà réussi à des épreuves avant cet examen et je m'en suis très bien sorti. »

• Sur la marche numéro un : « J'ai la conviction profonde que je réussis à mon examen ! »

Exemple 2 :

Tu désires émettre des vibrations positives. Tu essaies, mais tu trouves que tu n'y arrives pas.

Dessine ton escalier de vibrations émotionnelles.

Au-dessus de ta marche numéro un, tu pourrais noter :

« VIBATIONS EQUILIBREES POSITIVES. »

• Sur ta marche numéro dix, il se peut que, tu écrives : « J'en ai marre de tout et de la vie. »

• Sur la marche numéro neuf : « Je n'y arriverai jamais ! »

• Sur la marche numéro huit : « A quoi cela me servira ? »

• Sur la marche numéro sept : « Et si c'était vrai tout cela ? »

• Sur la marche numéro six : « De toute façon, je n'ai rien à perdre, j'accepte d'essayer. »

• Sur la marche numéro cinq : « Je me sens mieux depuis que j'ai pris la décision de vibrer positif. »

• Sur la marche numéro quatre : « Depuis ce matin, j'arrive à penser positif et à vibrer une fois sur deux. »

• Sur la marche numéro trois : « J'ai réalisé un de mes petits désirs avec mes vibrations positives équilibrées. »

• Sur la marche numéro deux : « J'y arrive de plus en plus et j'y prends plaisir. »

- Sur la marche numéro un : « Je vibre positif et équilibré. »

Exemple 3 :

Tu désires avoir une meilleure santé. Tu es soigné par ton médecin traitant et tu voudrais un accompagnement moral.

Dessine ton escalier de vibrations émotionnelles avec dix paliers.

Au-dessus de ta marche numéro un, tu pourrais recopier :

« JE SUIS LA SANTE ! »

• Sur ta marche numéro dix, il se peut que tu écrives : « Cela n'arrive qu'à moi ! »

• Sur ta marche numéro neuf : « C'est héréditaire, toute ma famille maternelle en souffrait. »

• Sur ta marche numéro huit : « Ma sœur aînée, pourtant, ne souffre pas de cette maladie. »

• Sur ta marche numéro sept : « Je pense aller consulter un spécialiste. »

• Sur ta marche numéro six : « Ces médicaments me réussissent mieux. »

• Sur ta marche numéro cinq : « On dit qu'un bon moral aide beaucoup à tenir le coup. »

• Sur ta marche numéro quatre : « En rejoignant ce groupe de parole qui souffre comme moi, je me sens entendu et je vais mieux. »

• Sur ta marche numéro trois : « Demain, j'irai de mieux en

mieux. »

• Sur la marche numéro deux : « Je crois à ma guérison. »

• Sur la marche numéro un : « Chaque jour me rapproche de ma guérison. »

Exemple 4 :

Tu désires améliorer ta situation financière. Tes dettes te stressent et tu voudrais bien pouvoir te sentir mieux financièrement. Dessine ton escalier de vibrations émotionnelles avec ses dix étapes.
Au-dessus de ta première marche tu pourrais retranscrire :

« MA SITUATION FINANCIERE S'AMELIORE. »

• Sur ta marche numéro dix : « Ma situation me désespère. »

• Sur ta marche numéro neuf : « Quelle misère de ne pas pouvoir payer mes dettes ! »

• Sur ta marche numéro huit : « Si je pouvais trouver une solution. »

• Sur ta marche numéro sept : « La solution existe, je vais la trouver. »

• Sur ta marche numéro six : « Je me suis déjà retrouvé dans des situations pires que celle-la, je m'en sortirai encore. »

• Sur ta marche numéro cinq : « J'ai rendez-vous demain avec un ami, un conseiller financier, une assistante sociale. »

• Sur ta marche numéro quatre : « Je garde le moral et j'imagine l'amélioration de ma situation. »

• Sur ta marche numéro trois : « Malgré mes difficultés, je suis en bonne santé. »

• Sur ta marche numéro deux : « Ma situation financière

s'améliore de plus en plus, j'ai recommencé mes recherches d'emploi, je décroche des rendez-vous. »

• Sur ta marche numéro un : « Chaque jour me rapproche de la solution et de l'amélioration de ma situation financière. »

Exemple 5 :

Tu rêves d'un corps au poids stable et adapté à ta hauteur.

Commence par chercher, maintenant, les aspects de ton corps physique qui te plaisent et admire-toi, chaque jour ! Aime-toi comme tu es !

Ne dis plus : « je suis en régime » mais « je suis mince et svelte ! »

Affiche, sur tes murs, des images de corps, au poids bien proportionné et visualise ton corps au même poids. Tu dois arriver à te sentir mince, au moment présent avec ta surcharge pondérale et aimer ton corps.

Choisis un vêtement de la taille envisagée et pose-le bien en vue.

Dessine ton escalier de vibrations émotionnelles avec ces dix marches.

Au-dessus de ta première marche, si tu écrivais ?

« MON POIDS EST IDEAL ! »

• Sur ta marche numéro dix : « Je suis toujours en régime, j'en ai marre ! »

• Sur ta marche numéro neuf : « J'ai mauvaise conscience quand je mange ! »

• Sur ta marche numéro huit : « Si je pouvais garder mon poids idéal ! »

• Sur ta marche numéro sept : « J'étais si mince, il y a dix ans ! »

• Sur ta marche numéro six : « Mon amie a réussi à stabiliser son poids, depuis deux ans ! »

• Sur ta marche numéro cinq : « Je demande à mon corps de trouver son poids idéal ! »

• Sur ta marche numéro quatre : « Je sais me prendre en charge et j'ai un corps merveilleux que j'aime ! »

• Sur ta marche numéro trois : « Mon moral est au beau fixe et je me remercie d'être en bonne santé ! »

• Sur ta marche numéro deux : « Je perds du poids de façon régulière et durable ! Je me sens de plus en plus mince ! »

• Sur ta marche numéro un : « Je me régale de tout ce que je mange et mon poids est idéal pour toujours ! »

Pour tous ces exemples, tu peux aider tes vibrations à s'établir et à rester équilibrées.
Isole-toi un moment, juste cinq minutes.
Assieds-toi de façon confortable et détends-toi, comme tu sais si bien le faire maintenant.
Relaxe chaque partie de ton corps, en terminant par ton cerveau.
Une fois ton cerveau détendu, laisse le calme t'envahir.
Laisse toutes tes pensées apparaître et disparaître à leur rythme.
Positionne-toi sur ta respiration.
Inspire ! Expire !
Au moment de l'inspiration, dis en toi silencieusement : « Je suis mes vibrations équilibrées ! »

Choisis les mots qui expriment ton désir : « Je réussis à mon examen ! »
Répète ces mots avec conviction et détermination.
Lors de l'expiration, augmente ta détente, accentue ton calme.
A nouveau à l'inspiration, reprends ta phrase magique et répète lentement : « Je suis mes vibrations équilibrées ! » ou « Je réussis à mon examen ! »
Après quelques séries de respirations, reste en état de relaxation et imagine dans ta tête les réactions que tu auras quand ton désir sera réalisé.
Vois ta joie, ressens ta satisfaction, ton soulagement.
Laisse déjà s'exprimer ton contentement, comme si ton désir venait de se réaliser.
Pas d'impatience, pas de doute.
Concentre-toi fermement sur la joie de ta réussite.
Reviens ensuite au moment présent et prolonge ton état de bien-être avec une grande inspiration finale.
Chaque fois que tu émets des idées sur tes désirs, exerce-toi à vibrer positif.
Equilibre tes vibrations par de la joie, de l'assurance, des rires euphoriques.
Tu arriveras bientôt à te faire vibrer, si bien que tu ne pourras plus t'en passer.
Compare ton corps à un verre de champagne ou de boisson pétillante.
Quand tes vibrations sont à leur niveau maximum, tu ris, tu as confiance en toi, tu es optimiste.
Tes bulles de champagne pétillent alors gaiement au bord de ta coupe, elles débordent et viennent rejaillir sur ta vie.
Quand tes vibrations sont lentes, lourdes, chargées de soucis et de pensées négatives, tout change.
Tu te dénigres, tu broies du noir et la fête est finie !
Ton champagne ne vaut plus rien. Les bulles sont minuscules ou bien gisent au fond de ta coupe.

Ta boisson a un goût d'amertume.
A ce moment, les situations négatives apparaissent et se suivent dans ta vie, tu appelles cela : « la loi des séries ! »
Arrête cet engrenage. Change le cours des évènements en équilibrant tes vibrations.
Arrange-toi alors pour toujours pétiller.

Ne fais pas l'impasse sur ton bonheur !
Ne banalise pas tes gestes quotidiens, car tu réalises, sans t'en apercevoir, des miracles chaque jour !
Le simple mouvement que tu fais pour marcher, pour avancer d'un pas est une série de vibrations et un miracle.
Dans ces vibrations tu arrives à vaincre la pesanteur, à obéir aux ordres de ton cerveau, à mettre en mouvement tous tes muscles, à rétablir l'équilibre de ton oreille interne.
Rends-toi compte que tu es un être exceptionnel et que tu réalises des merveilles.

Dans toutes les situations de la vie, tu disposes de deux faces : la positive et la négative, les avantages et les inconvénients.
Choisis toujours le côté positif.

Tu dois te rendre compte que tu es le seul maître de ta vie. Tu décides de tes pensées, de tes désirs, de tes émotions.

Prends conscience de ces mots : tu es le seul maître de ton destin !

Réalise que tes pensées modifient la réalisation de tes désirs.

Réalise que tu es le seul créateur de ta propre vie !

Accepte d'être le créateur tout puissant, volontaire, résolu

et intentionnel de chacune de tes journées, de chacun de tes désirs.
Accepte d'être un dieu majestueux et parfait.
Un dieu-créateur prestigieux, splendide et sans faille qui réalise le moindre de ses envies.

Consens à être un créateur avec son essence divine. Un créateur qui décide de ce qu'il veut vivre comme expérience de vie, en qualité et en quantité.

Convaincs-toi de ton essence divine, qui t'autorise et qui te réclame une conscience nouvelle de toi, une façon de vivre authentique, une conception de société meilleure !

13. FAIS LE PREMIER PAS !

Si ta modestie et ton humilité mettent un interdit à ta faculté d'être Dieu, soyons alors plus simple et essayons ce dernier jeu de rôle.
A nouveau, détends-toi !
Respire à grandes bouffées, cet air qui te dynamise et te régénère.
Ferme les yeux !
En te concentrant, fais basculer les pupilles de tes yeux, derrière tes arcades sourcilières, comme si tu voulais regarder la partie intérieure et arrière de ton crâne.
Te voilà dans le monde de l'imaginaire.
Positionne, par la pensée, ton corps dans cette portion de ton cerveau et imagine. Imagine que tu te tiens debout, droit, devant une barrière en métal doré.
La barrière s'ouvre. Tu es sur une large plateforme.
Tu te penches et tu peux apercevoir, en contrebas, comme dans un gouffre nimbé de vapeur couleur pastel, une ville de lumière et d'or.
La ville est en fête.
Des guirlandes d'or et d'argent animent le décor de reflets chatoyants et somptueux.
Des lampions gigantesques se balancent mollement, lançant des rayons irisés à tous les coins du lieu.
Debout sur ton tremplin, tu perçois des rires, des chants, des bribes de conversations joyeuses.
La curiosité t'envahit et tu voudrais bien savoir qui habite dans cette ville où les gens paraissent si heureux.
Fais un pas. Un seul petit pas pour accéder à ce gouffre.
Ne crains rien ! Tu peux le faire ! Tu sais le faire !
Oui ! Bravo ! Tu l'as fait.
Et ta chute s'amortit. Tu atterris dans du coton, doux, duveteux.
Tu te redresses et en voulant juste marcher, tu bondis.

Surpris, tu n'en reviens pas. En riant aux éclats, tu renouvelles l'expérience et tu pirouettes, tu voles, tu planes.
Te voilà transformé en super héros.
Tu te sens métamorphosé. Tu es sûr de toi, magnifique, puissant, fort, et tendre à la fois.
Des super sensations de bonheur déferlent en toi et tu éclates de joie.
Une excitation enfantine et pure t'enveloppe tandis que ton cerveau fonctionne, à fond, comme une turbine.
Tu éprouves à travers ton super corps, tes super pouvoirs.
Tu te sens en symbiose avec l'univers. Tu perçois les vibrations du cosmos.
Toutes ces vibrations te remplissent d'énergie. Tu regardes ton corps. Tu scintilles de lumière !
Une lumière dorée, douce, claire, vibrante.
Ton corps devient alors vibrations. Tu vibres à l'unisson du rythme de l'univers.
Accepte ta force ! Accepte ta vie ! Tes vibrations te transforment en maître de ta vie.
Respire à fond et reviens ici et maintenant. Tu gardes tes super pouvoirs. Comprends que tout a changé en toi et que tu te dresses devant ton avenir.
Tu te tiens ainsi, debout, face à toi-même !
La possibilité t'est offerte de tout changer !
La vie-tourbillon t'impulse un nouveau virage !
Jette un dernier regard derrière toi et décide !
Décide de la suite de ton trajet !
Ton présent sera ce que tu voudras !
Tu possèdes la force en toi, la force qui soulève les montagnes !
En te confiant à toi-même, tu as abattu tes propres barricades.
En te recentrant, tu t'es implanté comme la graine qui ne demande qu'à croître !
Tu te reconnais maintenant comme un individu avec une histoire personnelle, riche d'émotions et d'expériences.

Tu t'acceptes sans jugement, sans sentence, sans verdict.
Tu es toi, avec dorénavant, une réserve de patience pour toi, une profusion d'amour pour ton être intérieur.
Jour après jour, tu sais trouver la voie qui te dirige inlassablement à toi. Ta boussole d'amour personnelle, te ramène toujours à ton estime de toi.

Dans ton nouveau miroir, tu vois ton reflet de lumière.
Il te fait un clin d'œil et une complicité s'installe de façon de plus en plus dense avec toi.
A présent, tu aimes recevoir les bouquets de fleurs des autres car ta lumière personnelle les inonde et les embellit.
Tu as même réussi à convertir Frayette en signal de déblocage de ton rire et tu vibres.
Dans tes jeux de rôles pour la lutte contre la souffrance, tu arrives enfin à te positionner comme un Dieu, comme un super héros !

Alors, maintenant, expérimente ta liberté.

Ta liberté te fait chanter !

Ta liberté te fait danser !

Ta liberté te fait vibrations !

Tour à tour, ton rire, ton chant, ta danse deviennent joie, prière et recueillement.

Laisse-toi tenter !
Ose poursuivre le voyage si bien commencé !
Ose devenir la source qui rejaillit sur le monde.
Une goutte, juste une petite goutte suffit pour tout métamorphoser et pour diluer le gris en bleu, et le rouge sang en jaune soleil.

Tu mérites tout le bonheur de la terre et, mieux, tu le possèdes déjà en toi.
Ouvre les yeux, ouvre ton cerveau et tous tes sens !
Débouche ton cœur !
Le « pop à l'ouverture » te garantit ta présence, te révèle tes désirs et tes talents.
Maintenant que tu es dégagé et exempt de tout, choisis les matériaux pour ton remplissage !
Laisse tous ces trésors que tu découvres en toi te remplir.
Exulte et demande à ta vie : de la joie, des rires, de la complicité, du bonheur, de la richesse, de la santé !
Contente-toi de tout apprécier et ta vie, ton quotidien fera le reste !

Métamorphose-toi en détecteur de bonheur !
Arrête-toi à chaque coin de rue et oblige-toi à y découvrir de la beauté.
Décèle du beau en tout : le panneau de signalisation (quel beau panneau de stop, rouge et blanc, juste pour t'obliger à t'arrêter et regarder ce moineau sautillant sur le trottoir), la nouvelle vitrine du magasin (le commerçant s'est surpassé pour attirer ton regard, quel artiste, quel mélange de couleurs et de formes)

Quand tu centres ta pensée, ta présence, ta conscience sur ces petits détails, efforce-toi, maintenant, de les savourer.
Agis comme avec du pain chaud !
Utilise ton nez pour le déguster à l'odeur, tes yeux, pour le dévorer du regard, ta langue pour saliver d'envie, ta bouche pour y mordre à pleines dents !
Personne ne peut ressentir le bonheur, ni la paix, ni la santé pour toi.

C'est comme si tu demandais à quelqu'un de manger à ta place quand tu as faim !

Pour une fois de ta vie, sois égoïste, pense à toi ! Tu verras comme après, tu aimeras les autres et la vie.

Continue toujours à être attentif à tes ressentis et reste à l'affût du bonheur !

La force, les solutions de ta vie sont en toi. Il faut toujours les chercher en toi !

UNIQUEMENT EN TOI !

14. IL NE TIENT QU'A TOI !

Tu possèdes maintenant pour toujours dix clés. Ces dix clés peuvent t'ouvrir les portes de ta vie.

Toutes ces astuces fonctionnent.

ESSAIE-LES ! SOIS PERSEVERANT !

N'abandonne pas en te disant : « c'est trop difficile ! » Apprendre une nouvelle langue ne se fait pas en deux jours !

Offre-toi ces astuces clefs comme un cadeau.
Paix, santé, amour, joie, abondance, bonheur : **tout ruisselle en toi** ! En les cherchant au fond de toi, tu te rends compte de ta richesse !

Juste un arrêt et tu les cueilles là, à portée de main, à fleur de peau, avec uniquement la vibration de ta pensée.

Persévère en affirmant toujours : « Chaque jour, j'y arrive un peu plus ! »

Allume en toi un phare de conscience. Un feu de signalisation qui t'indiquera à tout moment de ta vie, la position de tes ressentis. Ce phare te permettra de garder le cap sur tes sensations présentes et sur tes vibrations.
Accepte uniquement la route qui te mène au bonheur, à ta réalisation personnelle, à ta joie de vivre.
« Le bonheur est dans le pré. Cours-y vite… »
Va le chercher, il s'ennuie à t'attendre !
Sois à l'affût du bonheur et engouffre-toi dedans pour profiter de chaque instant.

Fais la liste de tous les bonheurs que tu as déjà rencontrés dans ton pré et amuse-toi à les ressentir à nouveau.
Tu verras que chaque souvenir, chaque vécu, comme un album de photos, installe en toi une trame de sensations qu'il te suffit de réactiver pour revivre tes impressions initiales.
Utilise cette méthode pour chaque jour maussade.
Ainsi, éloigne de toi la déprime et ses nuages sombres.
Accroche-toi aux sentiments que tu ressentais en vivant tes moments de bonheur ou de paix ou de joie.
Revis-les !
Pour t'aider, je te confie ma liste.
Chut ! Ne la répète à personne ! C'est notre secret à toi et moi !
Qui sait, nous partageons peut-être, les mêmes bonheurs ?

Le café du matin :

Hum ! Sens-moi ce parfum, chaud et voluptueux !
Dans ta tête, défilent des images d'enfance.
Tu te revois le pouce à la bouche, écoutant les bruits de la maison qui s'éveille, la conversation des adultes, les odeurs du café et du pain.
Tu revis les réveils enfantins avec tes repères différents en année scolaire ou en vacances, des rires partagés avec les cousins ou les copains qui sont restés dormir.
Te souviens-tu, aussi, du premier café partagé avec l'être aimé ?
Complicité et timidité se mêlaient aux sentiments amoureux, aux volutes des effluves du café, à la saveur douce-amère du liquide brûlant.
Chaque mot doux te revient en mémoire, chaque éclat de rire partagé, chaque caresse osée.
Tu retrouves tout cela, vivant en toi comme au premier jour.
Allez ! Avoue que c'est bon !
Avoue que ça te provoque comme un petit tourbillon au creux de toi.

Garde ce tourbillon quelques secondes et incorpore-le à ton moment présent. Tout de suite, un sourire se dessine sur ton visage !

Revis alors ce moment fort en caféine, fort en plaisir, fort en sentiments partagés.

Comment te sens-tu maintenant, dans cet instant présent ?

Etre amoureux :

Entends-tu ton cœur qui bat déjà plus vite ?
Tu te souviens de ce premier rendez-vous ?
Tu regardes ta montre, tu rectifies une mèche de cheveux. Vivement qu'il soit là !
Enfin, c'est elle ! Tout le paysage s'illumine ! Le temps s'arrête !
Le petit tourbillon tourne si vite au fond de toi que tu crois étouffer de bonheur.
Garde ce tourbillon, fais copier, puis coller sur image d'aujourd'hui.
Pose ce tourbillon sur la personne qui partage ta vie et bonjour le bonheur !
Ouvre ton cœur, aujourd'hui, ton horoscope intime te prédit la rencontre de l'âme sœur !

Les couchers de soleil :

Ton regard capte quelque chose de grandiose dans le ciel. Les nuages se teintent de couleurs magnifiques. Chaque minute est un ravissement des yeux et un sentiment de plénitude t'envahit.
Orange, rouge, jaune, mauve, blanc, ocre, saumon, toute une palette de couleurs que l'Artiste Peintre déploie pour un tableau vivant et changeant, rien que pour toi !

Tu acceptes ce spectacle offert gracieusement. Tu inspires à fond en dilatant tes poumons comme pour absorber ces clichés.
Tu appuies les deux mains contre ton cœur en disant : « Comme c'est beau ! »
Juste sous tes mains, à la place même de ton cœur, remarque le petit tourbillon de bonheur !
Laisse-le s'amplifier et s'installer en toi !

Les embouteillages :

On y a droit tous les matins !
Dans la voiture stationnée devant la tienne, un enfant se tourne vers toi et te fait une grimace.
Ce n'est pas très sérieux, mais tu lui réponds.
D'échanges de grimaces en éclats de rire, le temps passe vite. Les larmes aux yeux, tu t'éclates comme un gosse. Ton tourbillon vibre d'amour pour cet enfant inconnu qui te rend si heureux.
Tiens, le taxi te klaxonne, tu ne t'es même pas rendu compte qu'il n'y avait plus de bouchon.
Vibre encore en remerciant la vie pour cet instant de bonheur !
Dès que tu te retrouveras dans un embouteillage, repense à ce petit bonheur partagé. Je parie que tu te remets à rire !

Une promenade au cœur de la forêt :

Tu te balades en plein bois. Juste derrière un arbre, sur le sentier, en face de toi, un rayon de soleil se faufile, en diagonale.
Tu t'arrêtes ! C'est l'extase !
Tes sens sont en mode d'enregistrement vibratoire.
Chaque feuille s'agite pour te saluer.
Chaque insecte grésille dans la nature en paix.
Tu es en symbiose, te sentant au paradis.

Tu respires doucement pour ne rien changer à l'instant présent.
Tu ne bouges plus, imprégné par la magie des lieux. L'odeur de la forêt, le chant des oiseaux, les feuilles qui bruissent dans le vent : le décor est mis pour que ce rayon de soleil sorte du ciel et t'inonde d'un sentiment de beauté et d'apaisement.
Ton tourbillon ronronne de bonheur !
Profite, profite à fond. Gonfle-toi de bonheur !

La fête foraine, le défilé du carnaval, le cirque :

Avant même d'y arriver, tu te régales déjà !
La musique tonitruante se déverse en toi et tu suis le rythme de l'orchestre avec la tête, les pieds, les mains.
Le déferlement des couleurs, des sons, le mouvement de la foule provoquent en toi des vibrations qui t'excitent.
Tu te surprends à danser sur place, en fredonnant ou en chantant à tue-tête.
Te voilà soudain plein d'énergie.
Tu te sens bien, heureux de ce monde de fête offert.
Tu essaies tous les stands de la fête.
Tu déambules en gesticulant, derrière ton groupe carnavalesque préféré (le plus bruyant où l'ambiance est torride !)

Tu trépignes de joie devant les cabrioles du clown, en frappant des pieds sur les gradins, la bouche pleine de barbe à papa.
Ton rire d'enfant est sonore et claironnant !
Tu te souviens de cet ouragan de bonheur qui te ravageait tout entier ?
Capte cet ouragan, laisse-le t'envahir à nouveau et garde-le dans le moment présent, juste assez longtemps pour te rendre heureux !

La tablette de chocolat :

Je me souviens de la première tablette de chocolat que j'ai ouverte !
La famille était réunie autour de la table et j'ai obtenu l'honneur d'ouvrir la tablette de chocolat du goûter.
Tout le monde me regardait et m'attendait.
Du haut de mes quatre ans, j'ai fait durer le suspense.
A genoux sur la chaise, pour être à la hauteur de tous, j'ai enlevé chaque point de colle du premier emballage, avec le bout de mes doigts.
Un silence complet m'entourait.
Le papier d'un rouge vif s'ouvrait et me stimulait.
J'ai lissé ce papier, sur la table, du plat de la main.
J'ai défait ensuite chaque coin du conditionnement argenté.
La couleur argentée me fascinait et j'entends encore le bruit métallique de cette fine feuille de papier aluminium.
En dénudant la tablette de chocolat, j'ai découvert avec un plaisir sensuel le dessin de ces petits carrés réguliers, bruns, et bombés.
L'odeur de la friandise s'étala.
Religieusement, j'ai détaché chaque carré pour faire une distribution équitable de ma tablette de chocolat.
J'ai eu droit aux applaudissements !
J'étais aux anges !
Ce jour-là, mon tourbillon de reconnaissance s'agitait dans tous les sens et rejaillissait sur tous.
Chaque fois que je vois une tablette de chocolat, je suis à nouveau en vibrations-fierté et ça fait du bien.
Chaque fois que j'ai un entretien important, je me branche sur ma tablette et je vibre littéralement.

Le coquillage de la plage :

Nous gardons tous, au fond de nos bagages, un coquillage trouvé sur une plage de vacances ou acheté à la boutique exotique.
Nous le posons bien en vue sur l'étagère du meuble du salon.
Quelquefois, sans savoir pourquoi, nous nous arrêtons devant ce coquillage.

Avec le creux de nos mains, nous l'emprisonnons pour en ressentir, sa forme, sa texture, son poids, sa douceur, sa température.
Irrémédiablement, nous portons ce coquillage à nos oreilles.
Instantanément, nous fermons les yeux pour écouter le bruit de la mer à travers notre coquillage.
Du plus profond de nous, remonte alors une sensation de détente, d'apaisement.
Une attention vibratoire s'installe en nous.
Il ne reste plus que la mer et nous.
Tout le reste s'évanouit et notre tourbillon nous berce de vibrations de paix.

Le bouillon de légumes :

Après trois jours de fièvre et de diète, on t'apporte un bouillon de petits légumes.
Ton premier jour de convalescence !
Tu n'as pas la force de t'agiter. Tu restes là, affaibli mais heureux !
Ton bol entre les mains, à demi allongé sur ton balcon, au soleil, tu retrouves le goût de la vie.
Que c'est bon d'entendre à nouveau les oiseaux chanter !
Que c'est bon d'écouter à nouveau les bruits de la rue !
Le soleil sur ta peau te distille des immenses vibrations de bien-être !

A petites gorgées, tu avales ce bouillon, en faisant claquer la langue.
Tout y est : le liquide chaud, légèrement salé, la saveur des légumes à avaler sans effort ! Le comble du bonheur !
Tu fermes les yeux et tu soupires d'aise.
Concentre-toi sur tes ressentis et fais-les revivre en toi, si tu as besoin d'aimer la vie !
Vas-y à fond et savoure ton bouillon de légumes !

L'heure de la tétée :

Maman depuis quelques semaines, confortablement calée contre tes oreillers, tu donnes le sein à ton bébé.
Au creux de tes bras, il profite de sa tétée.
Ses petites lèvres goulues enserrent ton mamelon tandis que, d'une main, il saisit son pied, le regard plongé dans le tien.
Il aspire avec conviction. Des gouttes de lait s'échappent des commissures de ses lèvres.
Il te sourit du coin de la bouche, sans lâcher ton sein !
Tu fonds !
Moment de bonheur et de symbiose parfait !
Vos tourbillons vibrent à l'unisson !
Chaque cellule de ton corps est amour et don de soi !
Un amour maternel, à l'état pur !
Une pépite d'or !
Un diamant !
Imprime cet amour dans chaque atome de ton corps !
Vibre de cet amour inconditionnel, parfait, intense !
Réfugie-toi dans ces sentiments quand tu sens diminuer tes fréquences vibratoires.
Renouvelle ces fréquences et laisse-les agir en toi, à l'infini !

Le canoë-kayak :

Seule sur mon kayak, je glisse sur l'eau.
Le mouvement de mes bras et de ma pagaie, me donnent le rythme et la mesure pour atteindre mes ondes internes.
Bien calée dans mon habitacle, je laisse mon corps se diluer et vibrer avec le décor.
Seuls comptent pour moi, les coups de pagaies et les vagues.
Je deviens la mer.
Je deviens le canoë.
Je deviens les cris des mouettes.
Je deviens le mouvement de leurs ailes déployées.
Je deviens chaque parcelle du paysage avec ses côtes déchiquetées, ses rochers à fleur d'eau, sa houle heurtant les récifs.
L'horizon s'étale et m'appartient tout entier.
Je deviens l'infini du temps et des lieux.
Je deviens, dans ce décor immense, la limpidité et la luminosité de l'univers.
Je deviens la force grandiose de la nature colossale.
J'aspire cette force.
Elle vibre alors en moi, éclatante et puissante.

Le vol du pélican :

Couchée sur le dos, la peau contre l'herbe, je me délecte souvent à suivre les pélicans des yeux.
Taches sur fond de ciel bleu, ils volent majestueux.
Je positionne mes vibrations, je me place sur le dos du premier venu.
Un tourbillon m'enveloppe instantanément et je me métamorphose en plein vol plané.
Je sens ainsi mes ailes lisses s'équilibrer dans les courants d'air.
Chacune de mes plumes frémit sous la pression du vent.

Je suis la légèreté de l'oiseau dans l'air.
Mon œil perçant s'aiguise et détecte un poisson au fil de l'eau.
En position torpille, je me lance et je plonge, ma proie frétillante déjà capturée.
Je me sens oiseau !
Je me sens planer !
Les ailes déployées, je flotte sans bouger, dessinant de larges cercles dans l'azur.
Toujours plus haut, inaccessible et léger !
Me croiras-tu, si je te dis que quelquefois, j'y crois si fort que je décolle dans un tourbillon de vibrations?

La salle d'attente :

Rien de plus ennuyeux qu'une salle d'attente !
L'impatience et l'agacement suintent des murs et amplifient les vibrations des « patients ».
Pour faire passer le temps et ces vibrations négatives, la prochaine fois, amuse-toi à observer chaque personnage présent.
Recherche dans chacun le détail d'une beauté physique mais aussi interne.
Admire la diversité des visages, des couleurs de peau, des attitudes.
Arrête-toi sur le contour d'un bras, la forme d'un nez.
Scrute les êtres et leurs mimiques.
Donne un sens à l'agacement d'un pied, à un sourire crispé sur une bouche muette.
Détecte la beauté d'un geste, d'un regard, d'un soupir !
Oblige-toi à prendre la place d'un photographe capturant le cliché du siècle !
Saisis la lueur des néons à travers la pupille des yeux !
Détache-toi de la scène et laisse la pièce de théâtre se dérouler devant ta caméra.

Apprécie chaque être comme l'unique !
Après cet exercice, recentre-toi sur ta présence intérieure, sur ta conscience, sur tes vibrations. Recherche le souvenir d'une de tes vibrations intenses et, dès que tu ressens tes sensations de bonheur ou de plaisir, amplifie-les et, par le canal de ton cœur, déverse-le, en silence dans la salle d'attente.
Observe les réactions !

A toi d'écrire ta liste, maintenant !
Laisse-la toujours à portée de main !
Relis-la souvent et délecte-toi !

Attention ! Ton corps, au début, gorgé de tes anciennes ondes négatives, va se révolter et ruer.
Tu ne fonctionnes plus en mode habituel et il ne te comprend pas !
Quel est cet étranger qui veut t'habiter et qui te demande de fonctionner en mode bonheur ?
Il va vouloir t'éjecter comme un cheval sauvage.
Prépare-toi au rodéo du siècle !
Ne te crispe pas ! Accepte avec le sourire.
Enfourche ta monture et éclate de rire. Le pari est gagné d'avance.
C'est toi ton maître !
Remets-toi en selle, plusieurs fois de suite et tu verras que, plus tôt que tu ne le penses, tu gagneras le trophée.
Le bonheur est toujours vainqueur !

A toi de le choisir et de lui donner la première place dans ta vie !
Que la joie, le bien-être, la confiance, l'abondance soient tes compagnons de vie !
Que ton bonheur et ta sérénité soient les priorités de chaque jour de ta vie !
Puisse ta vie déborder de rires, de confiance et de plénitude !

IL NE TIENT QU'A TOI !

15. REMERCIE POUR TOUT

La vie te comble déjà de ses bienfaits !
Pour continuer à profiter de cette manne, contente-toi simplement d'apprécier ta vie.
Réalise de temps en temps que tu possèdes toutes les chances du monde.
Réalise que ton avenir t'appartient et se teint des couleurs que tu choisis !
Tu te sens bien dans ta peau, tu t'inondes de bien-être !
Tu te sens riche, ta vie te submerge de richesses !
Tu te sens en parfaite santé, tu te portes comme un charme !
Tu es joyeux, tu trouves toujours sur ta route l'occasion de faire la fête et de rire sans cesse !

Alors, remercie ta vie, pour tout ce bonheur reçu !
Remercie ton corps de te maintenir en bonne santé !
Remercie ton cerveau de manifester en toi tant de bien-être et de joie !
Remercie ton âme de te guider sur les sentiers de ton évolution !
Remercie pour tes passions, tes désirs que tu réalises, pour tes créations que tu manifestes !
Remercie pour tous les êtres que tu rencontres dans ta vie, hommes, femmes ou enfants !
Ils portent tous en eux des fibres de lumière, des rayons d'amour à partager et à apprécier !
Je prends maintenant un long temps d'arrêt pour remercier toutes les femmes du globe !
Je m'incline avec respect devant ce pouvoir de création de la femme !
La femme est le créateur par excellence car elle crée la vie.
Elle donne naissance à son désir le plus intime qui est la création d'un être !

A travers la relation sexuelle, elle donne son corps, pour accéder au plaisir et pour permettre à chaque cellule fécondée de vibrer, de se multiplier, de croître.

Dans le silence intérieur de son utérus, elle déploie toutes ses ressources d'abnégation, ses capacités de souffrance, ses qualités d'attentes pour accomplir un humain.

Son ventre devient refuge, sa matrice devient nourriture, son bassin devient l'autel sacré de la naissance.

La femme, libératrice d'énergies, centre de vie, reste le lien entre le Dieu créateur et le Dieu créé.

Gardienne de l'amour et de la vie, son regard, sa voix, ses gestes, ses intuitions, offrent pour qui sait y puiser, un déversement de bonheur fertile.

Par ces diverses positions dans le monde, elle est tour à tour femme individuelle, mère, femme épouse, femme travailleuse.

Dans tous ces domaines, elle laisse circuler ses émotions, en se donnant chaque jour un peu plus.

A cœur ouvert, elle suit chaque intuition de son être intérieur et arrive à réaliser des miracles d'accomplissement de ses idées, de ses convictions intimes.

Son instinct maternel la guide et lui permet de montrer aux siens le chemin de l'épanouissement, la voie de la réalisation.

La destinée que la femme se choisit, s'oriente maintenant et avec force vers la libération de ses désirs profonds, de ses rêves sacrés.

La femme se garde viscéralement, les yeux tournés vers le progrès, le confort, le sacré, la sérénité, le bonheur.

Son renoncement et ses révoltes se muent en recueillement, en prières car, par son savoir, par sa connaissance, elle accède directement au spirituel, au divin.

Grâce à son rôle de créateur et grâce à sa position d'être créé, gardienne de la connaissance, elle pose autour d'elle, le décor quotidien qui transfigure le monde.

Son corps et ses cycles de vie sont autant de rites, de sacrifices qui se déroulent derrière la barrière du réel et devant l'inconnu du mystère sacré.

Camouflée par son voile ou affichant sa nudité, à la pointe de la haute couture ou encore adepte du prêt-à-porter, avec juste un pagne ou un paréo, chef d'entreprise ou protectrice des traditions et du foyer, épanouie ou appesantie par les concepts et les lois humaines, libérée ou soumise, rebelle ou captive, la femme détient cette force et cette puissance qui, dès la verbalisation de ses décisions, se transforment en ouragan de volonté, en bourrasques de désirs à réaliser, en tempête de vibrations positives créatrices. Et c'est par la femme que viendra le changement, c'est elle qui montre le chemin du bonheur, du partage, de la réalisation personnelle.

Présente, résolue, elle partage le secret de la vie avec toute l'humanité et réclame un avenir plein de promesses.

Elle concentre ses vibrations sur ses désirs d'un monde d'amour, d'un monde de respect, d'une planète aux couleurs de l'enfance épanouie, d'un patrimoine naturel de beauté et d'oxygène pur.

Dans ses pensées et dans son cœur, tourbillonnent des images d'abondance, de nourriture partagée, de santé retrouvée.

De la femme, partiront toutes les créations, toutes les armées d'humains en quête de paradis.

Et alors, les enfants s'uniront aux femmes pour laisser rebondir des profusions de rires, comme des roulades dans les prés, comme des galipettes dans les champs, comme des chatouilles complices et comme des chuchotements au creux de l'oreille !

16. RECUEILLEMENT ET RELAXATION

Moi, (nomme-toi, Paul, Isabelle), en venant à Moi, je m'éloigne de la foule, du bruit et je m'approche de Toi, mon esprit divin!

Je me place dans mon corps-temple, où résident ma divinité et moi !

Mon corps au repos, immobile et seul, retrouve sa présence, son ETRE.

Mes pieds, mes jambes se détendent, s'immobilisent, se relaxent, se taisent.

Mon bassin devient souple, mon thorax respire doucement, et s'apaise.

Mes bras, mes épaules s'abaissent et se reposent souplement.

Ma tête, mon cerveau, confiants font silence. Un sentiment de paix profonde s'installe en moi.

Mon esprit divin est présent en moi.
Il réside en moi, dans ma vie et il se manifeste dans chacune de mes pensées.

Je laisse monter en moi une vague de plénitude et d'allégresse.
Je me retrouve en moi. La confiance, l'apaisement m'envahit et la prière jaillit !

A chaque inspiration de mes narines, je suis inondée de Lumière Divine.

A chaque expiration de mes poumons, La Lumière m'enveloppe et me protège.
Merci !

Mon Esprit divin, inébranlable, le regard sur Toi, je te reconnais et je Te vois partout !

Je suis fort de Ta présence et je suis Ton amour, Ta sagesse, Ta lumière.

Tu résides tout autour de moi et Tu vibres en mon âme.

Je sais que je possède tous Tes bienfaits et Tes richesses en moi.

Je Te place dans chacune de mes pensées et j'inonde mon quotidien d'amour et de joie.

Merci, mon Esprit Divin, par la puissance de Ta Présence en moi, je suis la joie.

Merci, mon Esprit Divin par la puissance de Ta Présence en moi, je suis l'amour de la vie.

Merci, mon Esprit Divin, par la puissance de Ta Présence en moi, je suis le bonheur.

Merci, mon Esprit Divin, par la puissance de Ta Présence en moi, je suis la jeunesse.

Merci, mon esprit Divin, par la puissance de Ta Présence en moi, je suis la santé parfaite.

Merci, mon Esprit Divin, par la puissance de Ta Présence en moi, je suis la beauté.

Merci, mon Esprit Divin, par la puissance de Ta Présence en moi, je suis la richesse et la fortune.

Merci, mon Esprit Divin, par la puissance de Ta Présence en moi, je suis la lumière divine.

Merci, mon Esprit Divin, par la puissance de Ta Présence en moi, je suis La Connaissance.

Ta Présence permanente en moi me dirige, me protège, me guide.

Chacune de mes pensées est Ta création.
Chacun de mes actes est Ta volonté.

Avec Toi et par Toi, je réalise tous mes bons désirs, mes pensées s'épanouissent et se créent.

Avec Toi et par Toi, ma confiance inébranlable me mène à une vie de joie et de bonheur.

Mon Esprit Divin présent en moi, merci pour la vie dont tu me combles !

Ecris maintenant ta propre prière, celle où tu te mets à l'unisson avec ta spiritualité divine!

Pour contacter l'auteur :
bonheurensoi@live.fr

TABLE DES MATIERES

Confie-toi !	11
Recentre-toi !	21
Reconnais-toi !	27
Accepte-toi !	34
Toi : jour après jour !	39
Miroir, mon beau miroir.	44
Les autres.	51
La peur : ton ennemi n°1	61
Chacun sa souffrance.	72
Tu es libre !	78
Sois riche dans un monde meilleur !	98
Vibre !	104
Fais le premier pas !	121
Il ne tient qu'à toi !	126
Remercie pour tout !	138
Recueillement et relaxation	141